Chiara De S

La Dieta
Sirt

Guida pratica e dettagliata per imparare a perdere peso in modo
sano attivando il metabolismo e il tuo "Gene magro" grazie
all'aiuto dei cibi Sirt. Deliziose ricette Sirt incluse.

Introduzione

La dieta sirt si basa sulla capacità di specifici alimenti in grado di attivare le "sirtuine" presenti nel vostro corpo, particolari proteine utili in diverse funzioni, svolgono un ruolo fondamentale nel processo di invecchiamento cellulare e nell'attivazione del metabolismo. Gli alimenti consentiti nel regime alimentare sono tè verde, cioccolato tenue, mele, agrumi biologici, prezzemolo, curcuma, cavolo, mirtilli, vino rosso e molti altri che vedremo in seguito.

Sul sito ufficiale della dieta Sirt, i creatori chiariscono che il regime alimentare ha due "semplici" fasi. La prima fase, dalla durata di sette giorni, si basa su tre tipi di succhi verdi e una cena carica di cibi sirt – per una somma totale di 1.000 calorie giornaliere. Dal quarto al settimo giorno si potrà essere un po' meno affamati, poiché la dieta prevede di ampliare il quantitativo di calorie giornaliero a 1.500 con due succhi verdi e due pasti.

La seconda fase è leggermente più semplice. Questa fase dura per circa quattordici giorni, in cui vi è permesso di avere tre pasti "regolari" ricchi di cibi sirt, oltre al vostro unico e straordinario succo verde. L'obiettivo durante questo periodo è quello di ridurre ulteriormente il peso. Oltre ai vantaggi incoraggianti delle sirtuine, la dieta sirt è promossa anche per un'altra qualità: "perdere 3,5 chili in sette giorni!"

Quello che sembra un bocconcino preso direttamente da un film di fantascienza, un cibo 'sirt' è nutrimento ad alto contenuto di attivatori sirtuinici! Le sirtuine sono una sorta di proteine che proteggono le cellule del nostro corpo dall'invecchiamento e rafforzano il sistema immunitario, tuttavia, gli studi hanno anche dimostrato che possono aiutare a gestire la digestione, aumentare la massa muscolare e consumare grasso.

Due nutrizionisti di grande fama che lavorano per un centro di esercizio fisico privato nel Regno Unito hanno costruito la Dieta Sirt; essi promuovono un cambiamento della vostra routine alimentare regolamentando un piano di benessere che permetterà l'attivazione del vostro "gene magro".

Questo regime alimentare è basato sulle sirtuine (SIRT), un insieme di sette proteine che si trovano nel corpo e che possiedono una serie di proprietà benefiche, tra cui la digestione, l'irritazione e l'aspettativa di vita.

Il libro "Sirtfood Diet" è stato distribuito per la prima volta nel Regno Unito nel 2016. L'arrivo del libro negli Stati Uniti ha dato il via al maggiore interesse per l'argomento. La routine alimentare ha iniziato a farsi pubblicità quando Adele ha debuttato con la sua figura più snella ai Billboard Music Awards lo scorso maggio. Il suo allenatore, Pete Geracimo, è un grande appassionato della routine alimentare e afferma che la cantante ha perso 10 chili seguendo una dieta alimentare Sirt.

I cibi Sirt sono ricchi di integratori che attivano una presunta "qualità magra" chiamata sirtuina. Come indicato da Goggins e Matten, la "qualità magra" viene avviata quando si verifica una mancanza di energia dopo un'assunzione limitata di calorie. La Sirtuina è diventata affascinante per il mondo della nutrizione nel 2003, quando gli specialisti hanno scoperto che il resveratrolo, un composto che si trova nel vino rosso, ha avuto un impatto sulla vita simile alla limitazione di calorie.

Nello studio pilota del 2015 (condotto da Goggins e Matten) che ha testato la funzionalità delle sirtuine, i 39 membri hanno perso in media 3.5 chili in sette giorni. Questi risultati sembrano degni di nota, ma è fondamentale capire che si tratta di un piccolo esempio concentrato in un breve lasso di tempo. Gli specialisti del settore hanno inoltre le loro domande sulle elevate garanzie. "Gli studi fatti sono estremamente teorici ed estrapolati da esami che erano generalmente incentrati su forme di vita di base a livello cellulare. Ciò che accade a livello cellulare non significa ciò che accade nel corpo umano su larga scala", dice Adrienne Youdim, M.D., l'esecutivo del Center for Weight Loss and Nutrition di Beverly Hills, CA.

Quali sono gli alimenti ad alto contenuto di sirtuine?

Il libro contiene un riepilogo dei 20 principali alimenti che possiedono un alto contenuto di sirtuine. La lista include rucola, peperoncini, caffè, tè verde, datteri Medjool, vino rosso, curcuma, noci pecan e il cavolo cappuccio.

Dal momento che il digiuno e la limitazione calorica sono estremamente difficili (e spesso, non sostenibili), Goggins e Matten hanno costruito il loro piano dietetico basato sull'assunzione di vari cibi sirt che permettono di rinvigorire le qualità delle sirtuine e di conseguenza la riduzione del peso e il miglioramento del benessere corporeo.

Cosa rende un cibo "sirt"?

Tè verde, frutti di bosco, cacao in polvere, curcuma, cavolo, cipolle, prezzemolo, rucola, peperoncini, espresso, vino rosso, noci pecan, scappatelle, grano saraceno e olio d'oliva. Questi alimenti contengono miscele di polifenoli (quercetina, resveratrolo, isoflavoni, ecc.) per i quali sono stati fatti degli studi che certificano un incremento dell'azione sirtuinica (qualità magra). Questo certifica che la dieta segue delle linee scentifiche.

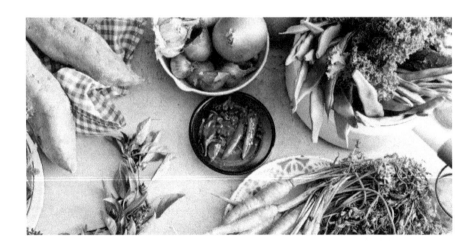

La Scienza Dietro a Tutto Questo

La dieta sirt non può essere classificata ne come a basso contenuto di carboidrati ne come a basso contenuto di grassi. Questa dieta è molto diversa dai suoi molti precursori, pur sostenendo molte delle stesse cose: l'ingestione di cibi sani, a base di vegetali. Come suggerisce il nome, si tratta di una dieta a base di sirtuine, ma cosa sono le sirtuine e perché non ne avete mai sentito parlare prima?

Ci sono sette proteine sirtuine - da SIRT-1 a SIRT-7. Si possono trovare in tutte le vostre cellule e nelle cellule di ogni animale del pianeta. Le sirtuine si trovano in quasi tutti gli organismi viventi e in quasi tutte le parti della cellula, e controllano ciò che accade al suo interno. La società di integrazione Elysium Health, dopo uno specifico studio sulle cellule, ha constatato che le Sirtuine aiutano le cellule a reagire ai cambiamenti interni ed esterni e governano ciò che viene fatto, quando viene fatto, e da chi viene fatto.

Delle sette sirtuine, una lavora nel citoplasma della cellula, tre nei mitocondri della cellula e altre tre nel nucleo della cellula. Hanno un ampio numero di lavori da eseguire, ma per lo più rimuovono gruppi acetilici da altre proteine. Questi gruppi acetilici segnalano che la proteina a cui sono attaccati è disponibile per svolgere la sua funzione.

Le sirtuine sembrano piuttosto cruciali per le normali funzioni del vostro corpo, quindi perché non ne avete mai sentito parlare prima?

La prima sirtuina ad essere scoperta è stata SIR2, un gene scoperto negli anni '70 che controllava la capacità dei moscerini della frutta di accoppiarsi. Solo negli anni Novanta gli scienziati hanno scoperto altre proteine simili in quasi tutte le forme di vita. Ogni organismo aveva un numero diverso di sirtuine - i batteri ne hanno una e il lievito ne ha cinque. Gli esperimenti sui topi mostrano che hanno lo stesso numero degli esseri umani, sette.

Le sirtuine hanno dimostrato di prolungare la vita nel lievito e nei topi. Non c'è, finora, nessuna prova dello stesso effetto negli esseri umani, tuttavia, queste sirtuine sono presenti in quasi tutte le forme di vita e molti scienziati sperano che se gli organismi così distanti tra loro come il lievito e i topi possono vedere lo stesso effetto dall'attivazione delle sirtuine, questo può estendersi anche agli esseri umani.

Oltre alle sirtuine, il nostro corpo ha bisogno di un'altra sostanza chiamata nicotinammide adenina dinucleotide per il corretto funzionamento delle cellule. L'elisio paragona questa sostanza al denaro di cui ha bisogno un'azienda per continuare a funzionare. Come ogni amministratore delegato, una sirtuina può mantenere l'andamento corretto dell'azienda solo se il flusso di cassa è sufficiente. Il NAD+ è stato scoperto per la prima volta nel 1906. L'approvvigionamento di NAD+ si ottiene con la dieta, mangiando cibi che costituiscono i mattoni del NAD+.

Fatti divertenti sulle Sirtuine:

1. I topi che sono stati progettati per avere alti livelli di SIRT-1 sono sia più attivi che più magri del normale, mentre i topi che mancano del tutto di SIRT-1 sono più grassi e più soggetti a varie condizioni metaboliche.

2. Aggiungete il fatto che i livelli di SIRT-1 sono molto più bassi nelle persone obese rispetto a quelle con peso "forma" e l'ipotesi dell'importanza delle sirtuine nella perdita di peso diventa convincente.

3. Cambiando in modo duraturo la vostra dieta e aggiungendo i migliori cibi sirt al vostro piano alimentare, gli autori della dieta Sirt credono che tutti possano raggiungere una salute migliore, il tutto senza perdere massa muscolare.

Per riassumere

L'esercizio fisico e la limitazione delle calorie sono entrambe fonti di stress che incoraggiano il nostro corpo ad adattarsi ad un cambiamento. Se lo stress diventa troppo forte il risultato può essere un trauma, il corpo può anche "morire", ma a livelli più bassi, ci adattiamo e questo stress temporaneo e di basso livello è la chiave per molti cambiamenti fisiologici e miglioramenti.

Ad esempio, lo stress sui muscoli, sufficiente ma non troppo, è ciò che fa aumentare la massa muscolare del corpo.

Allo stesso modo, gli autori della dieta Sirt hanno scoperto che quando il corpo è stressato, per l'esercizio fisico o per l'assunzione di poche calorie, l'effetto delle Sirtuine entra in gioco, ed è proprio questo effetto che può essere prodotto da una dieta ricca di cibi SIRT.

Qualsiasi piano dietetico adottiate comporta un certo livello di spese e di disagi. Può anche comportare dei rischi. Chiunque può scrivere un libro di diete, poiché non è necessario che la dieta sia approvata da un medico. Questo è uno dei motivi per cui tutte le diete iniziano con il suggerimento di consultare un medico. Una cosa che si può fare è guardare le qualifiche dell'autore della dieta.

Gli autori della dieta sirt non sono personaggi televisivi o star dei reality. Hanno una vera conoscenza scientifica della materia ed entrambi hanno un master che lo dimostra.

Aidan Goggins è un farmacista, con una laurea in farmacia e un Master in Medicina Nutrizionale. Glen Matten si è formato presso l'Istituto per la nutrizione prima di completare il suo Master in medicina nutrizionale.

La dieta Sirt non è la loro prima collaborazione. Nel 2012, hanno scritto "The Health Delusion", un libro che ha attaccato molte delle "verità a lungo sostenute" del settore della dieta e della salute. Di conseguenza, hanno ricevuto il premio "Consumer Health Book of the Year" dall'Associazione dei giornalisti medici. Dopo aver esaminato tutto alla lettera e risposto alla grande domanda: "Cosa succederebbe se mangiassimo dei cibi sirt? Ci sarebbe perdita di peso", hanno continuato a chiedere: "Cosa accadrebbe alla massa muscolare, che di solito si perde durante quasi ogni dieta?

16

Per trovare le risposte, gli autori hanno condotto una sperimentazione in un esclusivo centro benessere vicino a Londra nel Regno Unito. I partecipanti erano 40. 39 hanno completato la sperimentazione. Poiché lo studio è stato condotto in un centro benessere, gli autori hanno avuto il controllo completo sul cibo mangiato dai partecipanti.

La Scoperta e la Storia delle Sirtuine

Come abbiamo già anticipato ci sono diverse quantità di sirtuine in ogni creatura. Per esempio, il lievito ha cinque sirtuine, gli organismi microscopici ne hanno una, i topi ne hanno sette e l'essere umano ne ha sette.

Nel 1991, il benefattore dell'Elysium e studioso del MIT Leonard Guarente, il vicino ex alunno Nick Austriaco e Brian Kennedy, hanno condotto delle prove per vedere con maggiore probabilità come il lievito maturava. Per una qualche coincidenza, Austriaco ha tentato di sviluppare ceppi di lievito che potessero resistere per un lungo periodo di tempo in un cassa di ghiaccio. Solo una parte di questi ceppi poteva svilupparsi in quelle condizioni. Guarente e il suo gruppo ne identificarono un esempio: I ceppi di lievito che resistono meglio al freddo erano anche i più longevi. Questo diede una direzione a Guarente in modo da potersi concentrare esclusivamente su questi ceppi di lievito.

Ciò ha portato all'identificazione che SIR2 avesse la qualità di far progredire la durata della vita nel lievito. È fondamentale notare che sono necessarie ulteriori ricerche sulle proprietà di SIR2 nelle persone. In laboratorio, Guarente, ha trovato che espellendo SIR2 dal lievito, ha ridotto di molto la loro durata di vita, mentre, aumentando la quantità di SIR2 ha ampliato la durata della vita.

Questo è il luogo in cui i grappoli di acetile diventano forse il fattore più importante. All'inizio si pensava che SIR2 potesse essere una proteina deacetilante - il che significa che espelleva quei raggruppamenti di acetile - da diversi atomi, ma nessuno sapeva se questo fosse valido, poiché tutti gli sforzi per mostrare questo movimento in una provetta hanno dato esito negativo. Guarente e il suo gruppo hanno avuto la possibilità di provare che SIR2 nel lievito poteva svolgere la funzione di proteina deacetilante alla vista del coenzima NAD+, nicotinamide adenina dinucleotide.

Secondo le parole di Guarente: "Senza il NAD+, il SIR2 rimane inattivo. Questa è stata la scoperta di base sul segmento circolare della sirtuina".

Sirtuine, Digiuno e Attività Metaboliche

SIRT1, è una proteina nota anche come sirtuina-1 deacetilasi NAD-dipendente, che è associata al metabolismo cellulare. Tutte le sirtuine, comprese le SIRT1, sono importanti per il rilevamento dello stato energetico e per la protezione contro lo stress metabolico. Esse coordinano la risposta cellulare verso la restrizione calorica in un organismo. SIRT1 permette alle cellule di rilevare facilmente i cambiamenti nel livello energetico in qualsiasi punto dei mitocondri, del nucleo e del citoplasma.

SIRT1, SIRT6, e SIRT7 sono localizzati nel nucleo dove prendono parte alla deacetilazione per influenzare l'espressione genica. SIRT2 si trova nel citosol, mentre SIRT3, SIRT4, e SIRT5 si trovano nei mitocondri dove regolano le attività degli enzimi metabolici e lo stress ossidativo moderato.

SIRT1, secondo la maggior parte degli studi sul metabolismo, aiuta a mediare l'adattamento fisiologico alle diete. Diversi studi hanno dimostrato l'impatto delle sirtuine sulla restrizione calorica, la quale provoca l'attivazione delle funzioni di SIRT1 nell'uomo.

In particolare, le sirtuine hanno le seguenti funzioni metaboliche:

Regolazione nel fegato

Il fegato regola l'omeostasi del glucosio del corpo. Durante il digiuno o la restrizione calorica, il livello di glucosio diventa basso, con conseguente improvviso spostamento del metabolismo epatico verso la degradazione del glicogeno e poi verso la gluconeogenesi per mantenere l'apporto di glucosio e la produzione di chetoni per mediare il deficit energetico. Inoltre, durante la restrizione calorica o il digiuno, c'è l'attivazione muscolare e l'ossidazione epatica degli acidi grassi prodotti durante la lipolisi nel tessuto adiposo bianco. SIRT1 interviene come un interruttore metabolico per controllare il deficit energetico.

Nella fase iniziale del digiuno che è la fase di degradazione post glicogeno, c'è la produzione di glucagone da parte delle cellule alfa pancreatiche alla gluconeogenesi attiva nel fegato attraverso la proteina ciclica di risposta dell'elemento legante dell'amperaggio (CREB), e CREB regolato trascrizione coattivatore 2 (CRTC2), il coattivatore. Il digiuno si prolunga, l'effetto viene annullato e viene sostituito dalla deacetilasi CRTC2 mediata da SIRT1 mediata da SIRT1, con il risultato di mirare al coattivatore per la distruzione dell'ubiquitina/proteasoma mediata da ubiquitina? SIRT1, invece, avvia la fase successiva della gluconeogenesi attraverso l'acetilazione e l'attivazione del coattivatore del recettore del proliferatore del perossisoma attivato dal proliferatore del perossisoma uno alfa, che è il coattivatore necessario per la scatola della testa della forcella O1. Oltre alla capacità di SIRT1 di supportare la gluconeogenesi, il coattivatore one alpha è necessario durante la biogenesi mitocondriale necessaria per il fegato ad accogliere la riduzione dello stato energetico. SIRT1 attiva anche l'ossidazione degli acidi grassi attraverso la deacetilazione e l'attivazione del recettore nucleare per aumentare la produzione di energia. SIRT1, quando è coinvolto in acetilazione e la repressione degli enzimi glicolitici come il fosfoglicerato mutato 1, può portare alla chiusura della produzione di energia attraverso la glicolisi.

SIRT6, invece, può essere utilizzato come co-repressori per il Fattore 1 Alfa ipossia-inducibile per reprimere la glicolisi. Poiché SIRT6 può essere indotta per via trascrizionale da SIRT1, sirtuini possono coordinare la durata del tempo per ogni fase di digiuno.

Oltre all'omeostasi del glucosio, il fegato supera anche l'omeostasi dei lipidi e del colesterolo durante il digiuno. Quando ci sono restrizioni caloriche, la sintesi di grassi e colesterolo nel fegato viene disattivata, mentre inizia la lipolisi nel tessuto adiposo bianco. Il SIRT1, durante il digiuno, provoca l'acetilazione della proteina di regolazione degli steroidi (SREBP) e mira la proteina per distruggere il sistema di ubiquitina-professore. Il risultato è che la sintesi del colesterolo grasso reprime il colesterolo. Durante la regolazione dell'omeostasi del colesterolo, SIRT1 regola il recettore dell'ossisterolo, assistendo così l'inversione del trasporto del colesterolo dal tessuto periferico attraverso l'upregolazione del gene target del recettore dell'ossisterolo ATP-binding cassette transporter A1 (ABCA1).

Un'ulteriore modulazione del ciclo di regolazione del colesterolo può essere ottenuta attraverso il recettore dell'acido biliare, necessario per la biosintesi delle vie cataboliche del colesterolo e dell'acido biliare. SIRT6 partecipa anche alla regolazione dei livelli di colesterolo reprimendo l'espressione e la scissione post-traslazionale di SREBP1/2, nella forma attiva. Inoltre, nella regolazione circadiana del metabolismo, SIRT1 partecipa attraverso la regolazione dell'orologio circadiano delle cellule.

SIRT3 mitocondriale è fondamentale nell'ossidazione degli acidi grassi nei mitocondri. Il digiuno o le restrizioni caloriche possono portare ad un up-regolazione delle attività e dei livelli di SIRT3 per aiutare l'ossidazione degli acidi grassi attraverso la deacetilazione di acyl-CoA deidrogenasi specifica a lunga catena. SIRT3 può anche causare l'attivazione della chetogenesi e del ciclo dell'urea nel fegato.

SIRT1 anche Aggiungerlo nella regolazione metabolica nel muscolo e nel tessuto adiposo bianco. Il digiuno provoca un aumento del livello di SIRT1, portando alla disacetilazione del coattivatore uno alfa, che a sua volta provoca l'attivazione dei geni responsabili dell'ossidazione dei grassi. La riduzione del livello di energia attiva anche l'AMPK, che attiverà l'espressione del coattivatore uno alfa. Gli effetti combinati dei due processi daranno luogo ad un aumento della biogenesi mitocondriale insieme all'ossidazione degli acidi grassi nel muscolo.

Modalità per Seguire i Piani della Dieta Sirt

Mangiare cibi di qualità migliorerà l'attivazione del "gene magro" e vi permetterà di perdere un po' di peso nei primi sette giorni. Cibi come il cavolo riccio, il cioccolato fondente e il vino contengono sostanze antiossidanti chimati polifenoli, i quali hanno capacità molto simili ai risultati che porta l'allenamento fitness e il digiuno. Anche le fragole, la cannella, e la curcuma sono ottimi cibi sirt. Questi alimenti attiveranno le sirtuine e il loro conseguente potenziale che contribuirà a migliorare la perdita di peso.

La dieta Sirt è divisa in due fasi:

FASE 1 DELLA DIETA SIRT

Durante i primi 3 giorni, il consumo si riduce a 1.000 calorie. La dieta prevede 3 succhi verdi Sirt e 1 pasto ripieno di cibi Sirt e 2 porzioni di cioccolato fondente.

Per i rimanenti 4 giorni l'assunzione di calorie dev'essere aumentata a 1.500 calorie con un piano alimentare che deve comprendere 2 succhi verdi Sirt 2 pasti ricchi di cibi Sirt.

Nella prima fase "La fase 1" non è consentito bere alcolici, ma si è liberi di prendere acqua e tè verde.

FASE 2 DELLA DIETA SIRTFOOD

La fase 2 non è incentrata sulla riduzione dell'apporto calorico. L'assunzione giornaliera prevede 3 pasti ricchi di cibi Sirt e 1 succo verde, con l'alternativa di 1 o 2 snack croccanti Sirt, se necessario.

Nella fase 2 è consentito assumere vino rosso, ma non troppo (si consiglia di prendere 2-3 bicchieri di vino rosso alla settimana), e anche acqua, tè, caffè e tè verde.

DOPO LA DIETA

È possibile replicare queste due fasi nella misura desiderata per un'ulteriore perdita di peso.

Tuttavia, vi consigliamo di continuare a "sirtificare" la vostra dieta al termine di queste fasi, includendo spesso cibi sirt nei vostri pasti.

Nella parte finale di questo libro troverete molte ricette ricche di cibi sirt e potete anche aggiungere cibi sirt nei vostri snack o nelle ricette che siete soliti mangiare. Inoltre, si consiglia di continuare a prendere il succo verde sirt ogni giorno.

In questo modo, la Dieta Sirt sarà più un nuovo stile di vita sano, piuttosto che la classica Dieta da fare una tantum.

A quanto pare non è un caso che alcuni degli individui con una vita più longeva e più sana al mondo fanno parte di popolazioni che seguono diete ricche di alimenti che presentano al loro interno gli attivatori sirtuinici, esempi sono quelle del Mediterraneo e di parti dell'Asia. La dieta mediterranea comprende frutta ricca di polifenoli, verdure, olio d'oliva e vino rosso. La dieta asiatica è ricca di isoflavoni presenti nei semi di soia e di epigallocatechina del tè verde.

L'inserimento di molti di questi alimenti nella vostra dieta è relativamente facile. Possono essere inclusi in molte ricette e anche utilizzati insieme per fare piatti super-sirt!

Qui di seguito sono riportati alcuni consigli da cui si può iniziare:

- Utilizzare olio d'oliva per friggere o arrostire verdure o ancora per condire la verdura e l'insalata.

- Assicuratevi di avere a portata di mano un barattolo di olive per fare uno spuntino e se possibile includetele nelle insalate o nei pasti cucinati. Anche la tapenade è un ottimo condimento da usare sul pane di segale.

- Sostituite il solito tè e caffè con il tè verde. Potete anche aggiungere del succo di limone per avere un gusto extra.

- In alternativa ai dadi, è consigliato l'uso del miso per insaporire zuppe e stufati. Il miso di colore chiaro è più delicato e può essere anche usato spalmabile. La zuppa di miso può essere un ottimo spuntino o un pasto se accompagnata con insalata o pane.

- Utilizzate tofu o tempeh per preparare le patatine fritte. Mescolate il tofu in zuppe o per preparare dolci cremosi.

- Aggiungete i frutti di bosco come il ribes nero al muesli, ai frullati e ai succhi di frutta. Lo yogurt fresco e i frutti di bosco freschi garantiscono uno spuntino o un dessert sano.

- Utilizzate Cavolo e broccoli, sono un ottimo supporto a qualsiasi pasto.

- Arricchite la vostra dieta con curcuma e altre spezie.

- Potete anche includere il cacao in polvere nei frullati e nei dessert.

- Le mele sono lo spuntino ideale. Assicuratevi di averne una con voi la maggior parte delle volte.

- La pasta di grano saraceno è un'ottima e gustosa opzione alla classica pasta. Anche la farina di grano saraceno può essere utilizzata per i prodotti da forno o per addensare le salse. Il grano saraceno è un'alternativa che si sposa bene con le insalate di verdure grigliate e noci tostate.

In ordine alfabetico:

1. Aglio
2. Cacao
3. Caffè
4. Capperi
5. Cavolo
6. Cipolle rosse
7. Curcuma
8. Datteri Medjool
9. Fragole
10. Grano saraceno
11. Noci
12. Olio extravergine di oliva
13. Peperoncini
14. Prezzemolo
15. Radicchio rosso
16. Rucola
17. Sedano
18. Soia
19. Tè verde (specialmente Matcha)
20. Vino rosso

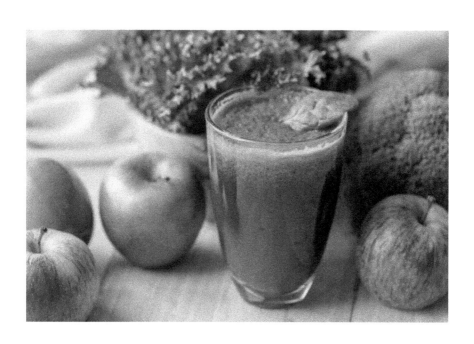

Il Succo Verde Sirt

Ricetta e consigli di cucina

Quando si inizierà ad utilizzare in cucina i cibi sirt, per la maggior parte di questi si avrà già una certa familiarità. Tuttavia ce ne sono alcuni che saranno nuovi.

Il matcha è un tipo di tè verde, ma in polvere. È improbabile che possiate acquistarlo sugli scaffali del vostro supermercato locale, ma sarà disponibile nei negozi di erboristeria o presso i rivenditori online. Il matcha è generalmente prodotto in Cina e in Giappone, dove è una bevanda tradizionale.

Il tè verde Matcha è usato nelle cerimonie Zen in Giappone e per il vostro obiettivo è meglio del normale tè verde. La natura unica del tè verde Matcha è dovuta al suo metodo di coltivazione. Il Matcha viene infatti coltivato quasi interamente in ambienti scuri e ombreggiati, a differenza del comune tè verde che viene solitamente coltivato sotto il sole.

Il Matcha viene spesso macinato utilizzando un apposito mulino, piuttosto che essere tagliato in piccole foglie e utilizzato con l'infusione.

Il levistico è un altro ingrediente di cui probabilmente non avete mai sentito parlare. È un'erba, ma che non è comunemente usata nella nostra cucina. Si può comprare, ma è più pratica da coltivare. Le piante di levistico non necessitano di una grossa attenzione - dovreste essere in

31

grado di piantare i semi in un vaso normale, metterli sul davanzale della vostra casa, annaffiarli una volta al giorno e vedere i risultati in poche settimane. I semi di levistico sono disponibili nella maggior parte dei centri di giardinaggio (o volendo si può acquistare direttamente la piantina).

Un altro alimento che probabilmente avrete già sentito nominare ma che è poco utilizzato è il grano saraceno. È un cereale ad alto contenuto di proteine, carboidrati e sirtuine. Tuttavia, diversi alimenti a base di grano saraceno, come la pasta di grano saraceno o le tagliatelle di soba, dovranno essere acquistati online o nei negozi specializzati.

Di seguito trovate delle piccole variazioni alle ricette principali dei vostri pasti che possono contribuire a renderle più appetibili. Ad esempio, i Bird's-eye o i Thai Chilies sono peperoncini più piccanti di quelli usati tipicamente nella dieta occidentale. Per questo motivo, se non si è abituati a cibi piccanti, è consigliato ridurre la quantità da aggiungere alle ricette. Provate con la metà della dose consigliata e assicuratevi di eliminare i semi del peperoncino, poiché sono piuttosto piccanti.

Il Miso è un tipo di pasta di soia, che viene usata per aromatizzare i piatti orientali. Il Miso è disponibile in diversi gusti, con le varianti di colore più chiaro che sono più dolci rispetto ai colori più scuri. Si può sperimentare adattandolo ai vostri gusti.

Il grano saraceno va lavato prima della cottura, ponendolo in un setaccio e sciacquandolo con acqua. Il prezzemolo a foglia piatta è preferibile a quello a foglia riccia, ma quest'ultimo è accettabile nel caso in cui non si riuscisse a trovare il primo.

Infine, sentitevi liberi di condire e aggiungere sale e pepe se necessario, anche se le ricette sono destinate ad essere gustose senza aromi aggiuntivi.

Succo verde

Ecco, mettiamoci finalmente al lavoro. I primi tre giorni della fase 1 consentono di consumare un massimo di 1000 calorie, derivate da 3* succhi verdi sirt e 1* pasto principale. I succhi sono particolarmente importanti nella dieta perché permettono di consumare più cibi sirt ad un livello calorico inferiore.

Allora, cos'è questo mitico "succo verde"? ?' Il succo verde è semplicemente una miscela di alcuni dei super-alimenti Sirt, con l'aggiunta di qualche ingrediente sano per migliorare il gusto e per favorire la digestione e l'assorbimento. Il succo verde è fatto con cavolo, rucola, prezzemolo, levistico, sedano verde (comprese le foglie) e tè verde Matcha.

La ricetta esatta è la seguente

Ingredienti:

- o   75g di cavolo riccio
- o   30g Rucola
- o   5g Prezzemolo a foglia piatta
- o   5g Foglie di Levistico

- 150g Sedano
- ½ mela verde
- Succo di ½ limone
- ½ cucchiaino di Tè Matcha

Queste sono le misurazioni ufficiali, ma in genere è possibile approssimare la ricetta per rendere il tutto più comodo e pratico in questo modo:

- 2 manciate di cavolo riccio
- 1 manciata di rucola
- Un pizzico di prezzemolo
- Un pizzico di levistico
- 3 grossi gambi di sedano
- ½ mela verde
- Succo di ½ limone
- ½ cucchiaino di Tè Matcha

Indicazioni:

Iniziate a preparare il succo verde spremendo le verdure a foglia e le erbe - dovreste ottenere circa 50ml di liquido. Gli spremiagrumi hanno diversi livelli di potenza, quindi potreste aver bisogno di più passaggi prima di ottenere il succo.

Aggiungete quindi il sedano e la mela, frullando di nuovo il tutto. Spremere il succo di limone e mescolare di nuovo. Dovreste avere circa 1 tazza (250ml) di succo con cui lavorare.

Separare il succo in due porzioni uguali. Mettere il Matcha in una delle due porzioni appena divise, mescolando vigorosamente. Il Matcha viene aggiunto solo al succo del mattino e del pranzo in quanto contiene notevoli quantità di caffeina e alla sera potrebbe creare problemi nell'addormentarsi. Dopo che il Matcha è stato assorbito, versare le due porzioni di nuovo insieme e mescolare.

Il vostro succo è ora pronto. Potreste aggiungere un po' d'acqua, secondo il vostro gusto. Non c'è bisogno di fare il succo da zero ogni volta - è possibile produrne una quantità superiore e tenerla in frigorifero per un massimo di 3 giorni, in questo breve lasso di tempo infatti il succo manterrà le proprie capacità nutritive.

Il mio consiglio, soprattutto nella prima settimana, in cui il numero di succhi verdi da consumare è maggiore, è quello di prepararsi le dosi o alla mattina per tutta la giornata oppure alla sera per il giorno dopo. Cosi, preparando il succo per un massimo di 3 porzioni, riuscirete ad essere più precisi nel dosaggio. Sentitevi comunque liberi di scegliere la soluzione più comoda per voi e per il vostro stile di vita.

Fase 1 e Fase 2... Il Piano Alimentare

Lunedì: 3 succhi verdi

- Prima colazione: acqua + tè o espresso + una tazza di succo verde

- Pranzo: Pasto Sirt

- Spuntino: Succo Verde

- Cena: Succo Verde

- Dopo cena: un quadrato di cioccolato fondente.

Il consiglio è di bere i succhi in tre momenti distinti della giornata (per esempio, al mattino appena svegli, a metà pomeriggio e il terzo in sostituzione ad un pasto principale, potete decidere voi quale tra il pranzo e la cena) e scegliere come pasto sirt un piatto normale o vegano: gamberi orientali in padella con spaghetti di grano saraceno o miso e tofu con glassa al sesamo e verdure saltate (piatto vegano)

Martedì: 3 succhi verdi

- Prima colazione: acqua + tè o espresso + una tazza di succo verde

- Pranzo: 2 succhi verdi prima di cena;

- Spuntino: un quadrato di cioccolato fondente;

- Cena: Pasto a base di cibi Sirt

- Dopo cena: un quadrato di cioccolato fondente.

Benvenuti al secondo giorno della Dieta Sirt. La formula è identica a quella del primo giorno, e l'unica cosa che cambia è il pasto solido. Oggi avrete una dose in più di cioccolato fondente, e lo stesso vale per domani. Questo cibo è così delizioso che non abbiamo bisogno di una scusa per mangiarlo.

Per guadagnarsi il titolo di "Sirt food", il cioccolato deve essere almeno all'85% di cacao. E anche tra i vari tipi di cioccolato con questa percentuale, non tutti sono uguali. Spesso questo prodotto viene trattato con un agente alcalinizzante (questo è il cosiddetto "processo olandese") per ridurne l'acidità e dargli un colore più scuro. Purtroppo, questo processo riduce notevolmente i flavonoidi che attivano le sirtuine, compromettendone i benefici per la salute. Il cioccolato Lindt Excellence 85%, non è sottoposto al processo olandese ed è quindi spesso raccomandato.

Nel giorno 2, anche i capperi sono inclusi nel menu. Nonostante il pensiero di molti, non sono frutti, ma boccioli che crescono nei paesi mediterranei e vengono raccolti a mano. Sono dei fantastici alimenti Sirt perché sono molto ricchi di nutrienti come il kaempferolo e la quercetina. Dal punto di vista del sapore, sono dei minuscoli concentrati di gusto. Se non li avete mai usati, non sentitevi intimiditi. Vedrete, avranno un sapore sorprendente se combinati con gli ingredienti giusti, e daranno un aroma inconfondibile e inimitabile ai vostri piatti.

Il secondo giorno quindi avrai: 3 succhi verdi Sirt e un pasto solido (normale o vegano).

Bere i succhi in tre momenti distinti della giornata (ad esempio, al risveglio al mattino, a metà mattina e a metà pomeriggio) e scegliere il piatto normale o quello vegano: Scaloppina di tacchino con capperi, prezzemolo e salvia su cuscus di cavolfiore speziato o cavolo riccio e cipolla rossa Dahl con grano saraceno (piatto vegano)

Mercoledì: 3 succhi verdi

- Prima colazione: acqua + tè o espresso + una tazza di succo verde

- Pranzo: 2 succhi verdi prima di cena;

- Spuntino: un quadrato di cioccolato fondente;

- Cena: Pasto a base di cibi Sirt

- Dopo cena: un quadrato di cioccolato fondente.

Ora siete al terzo giorno, e anche se il formato è ancora una volta identico a quello dei giorni 1 e 2, è arrivato il momento di insaporire il tutto con un ingrediente fondamentale. Da millenni il peperoncino è considerato un elemento fondamentale nelle esperienze gastronomiche di tutto il mondo.

Per quanto riguarda gli effetti sulla salute, abbiamo già visto che il suo sapore piccante è perfetto per attivare le sirtuine e stimolare il metabolismo. Le applicazioni del peperoncino sono infinite, e quindi rappresentano un modo semplice per consumare regolarmente un alimento Sirt.

Se non siete grandi esperti di peperoncino, vi consigliamo il Bird's Eye (a volte chiamato Thai chili), perché è il migliore per le sirtuine.

Questo è l'ultimo giorno in cui consumerete tre succhi verdi al giorno; domani passerete a due. Approfittiamo quindi di questa opportunità per curiosare tra le altre bevande che si possono consumare durante la dieta. Sappiamo tutti che il tè verde fa bene alla salute e che l'acqua è naturalmente molto importante, ma che dire del caffè? Più della metà delle persone beve almeno un caffè al giorno, ma sempre con un lieve senso di colpa perché alcuni dicono che è un vizio e un'abitudine malsana. Questo è assolutamente falso; gli studi dimostrano che il caffè è un vero tesoro di sostanze vegetali e benefiche. Ecco perché chi beve caffè corre il minor rischio di contrarre diabete, alcune forme di cancro e malattie neurodegenerative. Inoltre, non solo il caffè non è una tossina, ma protegge il fegato e lo rende ancora più sano!

Il terzo giorno, assumerete 3 succhi verdi Sirt e 1 pasto solido (normale o vegano, vedi sotto).

Bere i succhi in tre momenti distinti della giornata (per esempio, al mattino appena svegli, a metà mattina e a metà pomeriggio) e scegliere il piatto normale o vegano: petto di pollo aromatico con cavolo riccio, cipolla rossa, salsa di pomodoro e peperoncino o tofu al forno con harissa su cuscus di cavolfiore speziato (piatto vegano)

Giovedì: 2 succhi verdi

- Prima colazione: acqua + tè o espresso + una tazza di succo verde;

- Pranzo: Pasto Sirt

- Spuntino: 1 succo verde prima di cena

- La cena: Pasto Sirt

Il quarto giorno della Dieta Sirt è arrivato, e siete a metà del vostro viaggio verso un corpo più magro e sano. Il grande cambiamento rispetto ai tre giorni precedenti è che berrete solo due succhi di frutta invece di tre e che avrete due pasti solidi invece di uno. Questo significa che il quarto giorno e quelli successivi, avrete due succhi verdi e due pasti solidi, tutti deliziosi e ricchi di cibi Sirt. L'inclusione dei datteri del Medjoul in un elenco di alimenti che promuovono la perdita di peso e la buona salute può sembrare sorprendente. Soprattutto quando si pensa che contengono il 66 per cento di zucchero.

Lo zucchero non ha proprietà stimolanti nei confronti delle sirtuine. Al contrario, ha ben noti legami con l'obesità, le malattie cardiache e il diabete. Ma lo zucchero industrialmente raffinato e lavorato è molto diverso dallo zucchero presente nei datteri di Medjoul, un alimento che contiene anche polifenoli attivatori delle sirtuine. A differenza dello zucchero normale, questi datteri, consumati con moderazione, non aumentano il livello di glucosio nel sangue.

Oggi integreremo anche la cicoria nei pasti. Come per la cipolla, il radicchio rosso è migliore anche in questo caso, ma l'indivia, sua parente stretta, è anch'essa un alimento Sirt. Se siete alla ricerca di idee sull'uso di queste insalate, combinatele con altre varietà e conditele con olio d'oliva.

Il quarto giorno, assumerai: 2 succhi verdi Sirt e 2 pasti solidi (normali o vegani)

Bere i succhi in diversi momenti della giornata (per esempio il primo al mattino appena svegli o a metà mattina, il secondo a metà pomeriggio) e scegliere dei piatti normali o vegani per i pasti: muesli Sirt, filetto di salmone in padella con cicoria caramellata, rucola e foglie di sedano o muesli Sirt e fagioli toscani stufati (piatto vegano)

Venerdì: 2 succhi verdi

- Prima colazione: acqua + tè o espresso + una tazza di succo verde

- Pranzo: Pasto Sirt

- Spuntino: un succo verde prima di cena

- Cena: Pasto Sirt

Siete arrivati al quinto giorno, ed è giunto il momento di aggiungere frutti. A causa del suo alto contenuto di zucchero, la frutta è stata oggetto di cattiva pubblicità. Questo non vale per le bacche. Le fragole hanno un contenuto di zucchero molto basso: un cucchiaino per 100 grammi. Hanno anche un ottimo effetto sul metodo che il corpo utilizza per elaborare gli zuccheri semplici.

Gli scienziati hanno scoperto che se aggiungiamo fragole agli zuccheri semplici, questo provoca una riduzione della domanda insulinica, e quindi trasforma il cibo in una macchina che rilascierà energia per un lungo periodo di tempo. Le fragole sono, quindi, un elemento perfetto nelle diete che vi aiuterà a perdere peso e a rimettervi in forma. Sono anche deliziose ed estremamente versatili, come scoprirete nella versione Sirt del fresco e leggero tabbouleh mediorientale.

Il miso, a base di soia fermentata, è un piatto tradizionale giapponese. Il Miso contiene un forte sapore di "umami", una vera esplosione per le papille gustative. Nella nostra società moderna, conosciamo meglio il glutammato monosodico, creato artificialmente per riprodurre lo stesso sapore. Inutile dire che è di gran lunga preferibile ricavare quel magico sapore di "umami" dal cibo tradizionale e naturale, ricco di sostanze benefiche. Si trova sotto forma di pasta in tutti i buoni supermercati e nei negozi di erboristeria e dovrebbe essere presente in ogni cucina per dare un tocco di gusto a molti piatti.

Poiché i sapori "dell'umami" si esaltano, il miso è perfettamente associato ad altri cibi gustosi/umami, soprattutto quando si tratta di proteine cotte, come scoprirete nei piatti di oggi: molto gustosi, veloci e facili da mangiare.

Il quinto giorno, assumerete 2 succhi verdi Sirt e 2 pasti solidi (normali o vegani).

Bere i succhi in diversi momenti della giornata (per esempio il primo al mattino appena svegli o a metà mattina, il secondo a metà pomeriggio) e scegliere come pasti solidi dei piatti normali o vegani: Tabbouleh di grano saraceno con fragole, baccalà al forno marinato in miso con verdure saltate e sesamo o Tabbouleh di grano saraceno e fragole (piatto vegano) e cavolo (piatto vegano).

Sabato: 2 succhi verdi

- Prima colazione: acqua + tè o espresso + una tazza di succo verde

- Pranzo: Pasto Sirt

- Spuntino: un succo verde prima di cena

- Cena: Pasto Sirt

Non esistono cibi Sirt migliori dell'olio d'oliva e del vino rosso. L'olio di oliva vergine si ottiene dal frutto solo con mezzi meccanici, in condizioni che non lo deteriorano, in modo da poter essere sicuri della sua qualità e del contenuto di polifenoli. L'olio "extravergine" è quello della prima spremitura ("vergine" è il risultato della seconda) e quindi ha più sapore e migliore qualità: questo è ciò che vi consigliamo vivamente di usare in cucina.

Nessun menu Sirt sarebbe completo senza il vino rosso, uno dei capisaldi della dieta. Contiene, infatti, resveratrolo e piceatannolo attivatori delle sirtuine, che probabilmente spiegano la longevità e la snellezza associate al tradizionale stile di vita francese, e che sono all'origine dell'entusiasmo scatenato dai cibi Sirt.

Naturalmente il vino contiene alcol, quindi va consumato con moderazione. Fortunatamente, il resveratrolo resiste bene al calore, e quindi può essere usato in cucina. Il Pinot Nero è la tipologia preferita da molte persone perché contiene molto più resveratrolo della maggior parte degli altri vini.

Il sesto giorno si assumono 2 succhi verdi Sirt e 2 pasti solidi (normali o vegani).

Bere i succhi in diversi momenti della giornata (per esempio il primo al mattino appena svegli o a metà mattina, il secondo a metà pomeriggio) e scegliere come pasti solidi dei piatti normali o vegani: insalata Super Sirt e filetto di manzo alla griglia con salsa al vino rosso, anelli di cipolla, cavolo riccio all'aglio e patate arrosto alle erbe aromatiche oppure Super insalata di lenticchie Sirt (piatto vegano) e salsa mole di fagioli rossi con patate arrosto (piatto vegano).

Domenica: 2 succhi verdi

- Colazione: una ciotola di Muesli Sirt + una tazza di succo verde

- Pranzo: Pasto Sirt

- Spuntino: una tazza di succo verde

- Cena: Pasto Sirt

Il settimo giorno è l'ultimo della fase 1 della dieta. Invece di considerarla come una fine, vedila come un inizio, perché stai per intraprendere una nuova vita, in cui gli alimenti Sirt avranno un ruolo centrale nella tua alimentazione. Il menu di oggi è un perfetto esempio di quanto sia facile integrarli in abbondanza nella vostra dieta quotidiana. Basta prendere i vostri piatti preferiti e, con un pizzico di creatività, li trasformerete in un banchetto Sirt.

Le noci sono un ottimo cibo Sirt perché contraddicono le opinioni attuali. Hanno un alto contenuto di grassi e molte calorie, ma è stato dimostrato che contribuiscono a ridurre il peso e le malattie metaboliche, il tutto grazie all'attivazione delle sirtuine. Sono anche un ingrediente versatile, ottimo nei piatti da forno, nelle insalate e come snack, da sole.

Il pesto sta diventando un ingrediente insostituibile in cucina perché è gustoso e permette di dare personalità anche ai piatti più semplici. Quello tradizionale è fatto con basilico e pinoli, ma si può provare un'alternativa con prezzemolo e noci. Il risultato è delizioso e ricco di cibi Sirt.

Possiamo applicare lo stesso ragionamento a un piatto facile da preparare, come una frittata. Il piatto deve essere la ricetta tipica apprezzata da tutta la famiglia, e semplice da trasformare in un piatto Sirt con qualche piccolo trucco. Nella nostra ricetta usiamo la pancetta. Perché? Semplicemente perché si adatta perfettamente. La dieta Sirt ci dice cosa includere, non cosa escludere, e questo ci permette di cambiare le nostre abitudini alimentari a lungo termine. Dopotutto, non è questo il segreto per non recuperare i chili persi e rimanere in salute?

Il settimo giorno, si assumono 2 succhi verdi Sirt e 2 pasti solidi (normali o vegani).

Bere i succhi in diversi momenti della giornata (per esempio il primo al mattino appena svegli o a metà mattina, il secondo a metà pomeriggio) e scegliere per i pasti dei piatti normali o vegani: Omelette Sirt e spicchi di melanzana al forno con pesto di noci e prezzemolo e insalata di pomodoro (piatto vegano).

Durante la seconda fase non ci sono restrizioni caloriche ma indicazioni su quali cibi Sirt devono essere consumati per consolidare la perdita di peso e non correre il rischio di recuperare i chilogrammi persi.

Fase 2: Mantenimento

Congratulazioni! Avete terminato la prima settimana "hard-core". La seconda fase è la più facile ed è l'effettiva incorporazione di selezioni di cibi ripieni di sirtuine nella vostra dieta quotidiana o nei vostri pasti. Potete chiamarla la "fase di mantenimento".

Così facendo, il vostro corpo subirà un cambiamento e velocizzerà il metabolismo bruciando, cosi, i grassi e aumentando la massa muscolare, oltre a portare un miglioramento del vostro sistema immunitario e della salute in generale.

Per questa fase sono previsti 3 pasti bilanciati pieni di cibi Sirt più 1 succo verde al giorno.

Non c'è nessuna "dieta", ma più che altro un cambio di scelte, prediligerete cibi più sani ma soprattutto Sirt, e cercherete di aggiungerli il più possibile in ogni pasto.

Vi fornirò alcune ricette per piatti gustosi con l'inclusione di cibi Sirt, per darvi un'idea di quanto sia eccitante e sano questo viaggio dietetico.

Ora si torna a una regolare assunzione di calorie con l'obiettivo di mantenere la perdita di peso costante e l'assunzione di cibi Sirt alta. Ormai dovreste aver riscontrato un calo del vostro peso e dovreste anche sentirvi più in forma e rinvigoriti.

La fase 2 dura 14 giorni. Durante questo periodo il programma prevede 3 pasti ricchi di cibi Sirt, 1 succo verde Sirt e fino a 2 spuntini Sirt opzionali. Il conteggio delle calorie non è obbligatorio - se si seguono le raccomandazioni e si mangiano pasti equilibrati di porzioni ragionevoli, non si dovrebbe avere fame e contemporaneamente non consumerete troppo. Dovreste consumare le stesse bevande della fase 1, con il leggero cambiamento che potete godervi, occasionalmente, un bicchiere di vino rosso (massimo 3 bicchieri alla settimana).

Dopo la Dieta

Allora, cosa succede dopo la Fase 2 della Dieta Sirt?

Potete ripetere le due fasi tutte le volte che volete raggiungere i vostri obiettivi di perdita di peso. Ma anche se avete raggiunto un risultato soddisfacente, i creatori della dieta suggeriscono di adottare la dieta Sirt nella vostra quotidianità proprio perché è stata progettata come alternativa per uno stile di vita sano.

Questo significa che dopo le prime tre settimane, siete incoraggiati a continuare a consumare pasti e succhi verdi ricchi di cibi Sirt. Oltre a questo, ecco alcune altre cose che potete fare per ottenere di più e continuare a raccogliere i benefici dei cibi sirt per la vostra salute:

- Riprendete la vostra routine di allenamento.

Nelle prime due settimane di dieta e quindi di riduzione calorica, è meglio diminuire o interrompere l'allenamento permettendo così al vostro corpo di abituarsi alla situazione ipocalorica. Questa è una regola generale, non esistono persone esattamente uguali, quindi la cosa migliore da fare è prestare attenzione al proprio corpo e capire da soli quando e come riprendere l'allenamento.

Per seguire in maggior sicurezza la dieta, la maggioranza delle persone che intraprende questo nuovo percorso dietetico sceglie di riprendere il regolare programma di allenamento dopo aver terminato la fase 2 della dieta. A quel punto, vi sentireste più energici e più capaci di completare i vostri abituali set di esercizi.

Prendete nota che, anche se una dieta a base di cibi sirt non richiede l'esercizio fisico per sbloccare i suoi benefici, sarebbe comunque meglio per il benessere generale del vostro corpo e della vostra mente rimanere in forma e attivi ogni giorno.

- Provate i frullati Sirt con proteine in polvere.

Se decidete di ricominciare ad allenarvi, dovreste aggiungere frullati che contengono molti cibi Sirt e proteine in polvere per aiutarvi a ridurre l'indolenzimento dei muscoli e mantenervi ben energizzati durante e dopo l'allenamento.

Le ricette e i gustosi frullati Sirt si trovano facilmente nei blog e nei libri di ricette dedicati alla dieta Sirt (Molte soluzioni e ricette le troverete già in questo libro). Se siete abbastanza sicuri delle vostre abilità in cucina, allora sentitevi liberi di sperimentare gli ingredienti consigliati e scoprite le combinazioni di frullati perfette per le vostre papille gustative.

- Invitate la vostra famiglia e i vostri amici a provare la dieta.

Uno dei modi migliori per mantenere la vostra dieta più sana è coinvolgere anche le persone che vi circondano. Gli studi dimostrano che il tipo di compagnia che si tiene può avere un'enorme influenza sul proprio stile di vita, compreso cosa e come si mangia.

Idealmente, potete provare a convincerli mostrando gli effetti positivi che la Dieta Sirt ha avuto su di voi. Lasciate che leggano anche loro questa guida in modo che abbiano un'idea migliore di cosa sia, di cosa possa fare per loro e di come dovrebbero comportarsi.

Considerate l'adozione dei principi della Dieta Sirt come parte del vostro stile di vita. Non si tratta di un piano formato da un pasto unico e veloce, e non si può sbagliare aggiungendo altri Sirt alla propria dieta quotidiana.

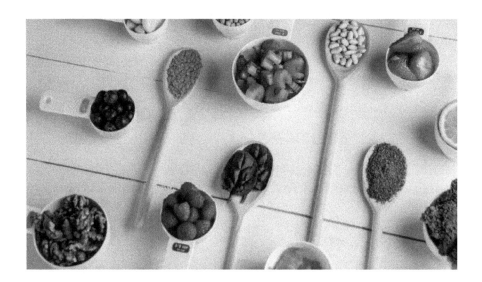

Dieta Sirt ed Esercizio Fisico

Con il 52% degli americani che ammettono di pensare che sia più semplice pagare le loro spese piuttosto che imparare a mangiare in modo regolare, è fondamentale presentare un tipo di alimentazione che si trasforma in uno stile di vita. Per alcuni di noi può non essere così difficile ottenere un fisico migliore e poter perdere qualche kg di troppo, tuttavia la dieta Sirt può aiutare anche le persone che hanno più difficoltà nel raggiungere questo obiettivo.

I principi della dieta Sirt

Con un numero calcolato di 650 milioni di adulti in sovrappeso a livello internazionale, è fondamentale scoprire sistemi di dieta intelligente e di esercizio fisico fattibili, che non neghino del tutto i desideri a tavola e che non prevedano di allenarsi 7 giorni su 7. La dieta Sirt è strutturata proprio in questa modalità. Il concetto è che i nutrimenti Sirt attiveranno i percorsi di "qualità sottile" che nella normalita sono attivati dal digiuno e dall'esercizio fisico. Un altro aspetto positivo di questa "dieta" è che certi alimenti e bevande previste nel piano alimentare, tra cui il cioccolato nero e il vino rosso, contengono sostanze sintetiche chiamate polifenoli, che producono sul corpo gli stessi impatti dell'attività fisica e del digiuno, ma con un gusto che non troveremo in nessun altra dieta.

Esercizio fisico durante le prime settimane di dieta

Durante la prima settimana o meglio le prime due settimane di dieta, in cui l'ammissione calorica è diminuite, è consigliato ridurre o addirittura interrompere l'attività fisica, permettendo così al corpo di adattarsi a questa fase ipocalorica. Ascoltate il vostro corpo e se vi sentite esausti o avete meno vitalità del previsto, non allenatevi. Piuttosto è importante rimanere concentrati sulle "regole" che si applicano a uno stile di vita sano, e quindi controllare il consumo giornaliero di proteine, fibre e prodotti salutari.

Quando la dieta si trasforma in uno stile di vita

Quando si pratica esercizio fisico, è importante assumere una dose di proteine entro un'ora dall'allenamento. Le proteine riparano i muscoli dopo l'esercizio fisico, riducono lo sterss e possono aiutare il recupero. All'interno di questo libro troverete diverse ricette che includono le proteine, ideali da utilizzare dopo l'allenamento, per esempio, lo stufato Sirt con carne o il pollo alla curcuma e cavolo cappuccio di verdure miste. Se invece cercate qualcosa di più leggero si può preparare il frullato di mirtilli Sirt aggiungendo una porzione di proteine in polvere. Il tipo di attività la sceglierete voi, ma gli allenamenti a casa vi permetteranno di scegliere quando allenarvi, quale attività svolgere e per quanto tempo praticarla.

La dieta Sirt è un approccio incredibile per cambiare i vostri schemi alimentari, perdere chili e sentirsi più vitali. Le prime settimane possono mettervi alla prova ed è quindi corretto sapere che se la restrizione calorica è eccessiva per il vostro corpo bisogna adattare leggermente l'introito calorico. Per prima cosa però cercate di ridurre l'attività fisica, anche se siete già delle persone attive, cercate di regolarvi durante il primo periodo, cosi da poter dare al corpo il tempo di adattarsi.

Minerali e sostanze nutritive per le quali le donne possono richiedere integratori incorporano calcio, ferro, vitamine B6, B12 e D. Gli uomini, invece, hanno bisogno di concentrarsi sulle fibre, magnesio, vitamine B9, C ed E.

La dieta Sirt: Adatta solo per le donne?

Quando la Dieta SIrt ha iniziato ad essere conosciuta, le donne di tutto il mondo hanno lanciato un grido di gioia. Finalmente! Non solo la possibilità di gustare i due alimenti più piacevoli del pianeta - il cioccolato fondente e il vino rosso - ma anche il sostegno e l'approvazione di essi! D'altra parte, gli uomini possono fare un sondaggio sulla dieta e chiedersi: "Dov'è la carne?

Un cibo "Sirt" è un alimento ricco di proteine sirtuine. I super-alimenti che vengono ricordati per la dieta Sirt includono:

-Mele

-Mirtilli

-Grano saraceno

-Capperi

-Agrumi Naturali

-Cioccolato fondente in ogni caso minimo 85% cacao

-Olio extravergine d'oliva

-Tè verde

-Cavolo

-Datteri Medjool

-Prezzemolo

-Cipolle rosse

-Vino rosso

-Rucola

-Curcuma

-Noci

È chiaro che una dieta con un altro contenuto di questi "super-alimenti" vi permetterà di:

-Bruciare i grassi

-Aumentare la massa magra

-Regolamentare la digestione

La dieta - Fase 1

Per i primi tre giorni, limitare le calorie a 1.000 al giorno e limitare i nutrimenti a tre succhi verdi sirt o frullati (qualsiasi frullato di sedano, cavolo, prezzemolo) e 1 cena/pranzo ricca/o di cibi sirt (tacchino/pollo con patate, prezzemolo, salvia). A partire dal 4° fino al 7° giorno, aumentare le calorie quotidiane a 1.500 con 2 succhi verdi o frullati sirt e 2 pasti al giorno ricchi di cibi sirt.

La dieta - Fase 2

Per le due settimane successive, si prevede un'ulteriore perdita di peso in quanto il piano alimentare prevede 3 pasti ricchi di cibi sirt ogni giorno e un succo verde o frullato Sirt.

In che modo questa dieta è diversa?

La Dieta Sirt è diversa dalle altre che avete provato a seguire alla luce del fatto che non noterete una perdita di peso emotiva. I difensori affermano che riscontrerete una forte e consistente perdita di peso con la garanzia di benefici a lungo termine. Nonostante ciò, come per ogni turno dietetico, è consigliato consultare il proprio medico di famiglia o uno specialista prima di iniziare la dieta Sirt.

Sul web potrete trovare parecchie ricette ma volendo potete anche creare il vostro piano alimentare seguendo le linee guida imparate in questa guida utilizzando come base la carne magra e gli alimenti coltivati a terra.

Numerose persone focalizzate sul benessere e su uno specifico stile di alimentazione; dal digiuno intermittente a diversi piani di controllo del peso come "low-Carb" la Dieta Paleo, la Dukan o per una dieta senza glutine, possono comunque integrare i cibi Sirt ottenendo di conseguenza i loro benefici.

Dunque, come si inseriscono i cibi Sirt in questi diversi piani di controllo del peso?

1. I cibi Sirt sono adattabili a tutte le altre metodologie dietetiche e possono migliorare efficacemente i loro vantaggi.

2. Per chi segue una dieta low-carbs (cioè a basso contenuto di carboidrati) utilizza fonti vegetali per raggiungere la quota calorica giornaliera, in questo caso l'aggiunta di cibi Sirt può migliorare e ampliare l'apporto nutritivo in modo significativo.

3. I cibi Sirt sono gli alimenti regolari della dieta paleo, contenenti i polifenoli ad azione sirtuinica. Con delle piccole accortezze sarà possibile migliorare anche in questo caso il vostro piano dietetico.

4. I migliori 20 cibi Sirt sono normalmente senza glutine, il che li rende un vero privilegio per chiunque segua una dieta senza glutine.

Domande e Risposte

Probabilmente avete trovato le risposte alla maggior parte delle vostre domande sulla dieta Sirt in tutte le pagine di questo libro. Tuttavia, cercherò di rispondere a tutte le domande rimanenti, in modo che possiate iniziare il vostro viaggio verso il successo con facilità e sicurezza.

I bambini possono mangiare cibi Sirt?

Ci sono dei potenti cibi Sirt, la maggior parte dei quali però sono sicuri per i bambini. Ovviamente, i bambini dovrebbero evitare il vino, il caffè e altri cibi ad alto contenuto di caffeina, come il matcha; potranno però gustare cibi ricchi di sirtuine come cavolo, melanzane, mirtilli e datteri nella la loro dieta equilibrata.

Eppure, mentre i bambini possono gustare la maggior parte dei cibi ricchi di sirtuine, non è la stessa cosa che dire che possono praticare la dieta Sirt. Questo piano di dieta non è progettato per i bambini, e non si adatta alle esigenze del loro corpo in crescita. Praticare questo piano dietetico potrebbe non solo influire negativamente sulla loro salute fisica, ma potrebbe danneggiare la loro salute mentale per anni a venire. Chiunque può sviluppare un disturbo alimentare, ma questo vale soprattutto per i bambini. Se volete che il vostro bambino mangi bene, assicuratevi che mangi un'ampia gamma di alimenti, come raccomandato dal suo medico, e potete semplicemente includere un'abbondanza di alimenti ricchi di sirtuine in quello che sta già mangiando. Portate l'attenzione sul mangiare sano e non sul perdere peso. Anche se il medico del vostro bambino vuole che perda peso, non è necessario che lo rendiate consapevole di questo fatto. Potete contribuire a guidarlo con uno stile di vita sano, insegnandogli a mangiare bene e a mantenersi attivo attraverso lo sport e il gioco, e il peso diminuirà naturalmente senza coinvolgerlo emotivamente.

Per ragioni simili, potete includere i cibi Sirt in una dieta equilibrata durante la gravidanza, ma dovreste evitare di praticare la dieta Sirt quando siete incinta. Non contiene i requisiti nutrizionali necessari né per una donna incinta né per un bambino in crescita. Conservate la dieta per il dopo parto, cosi facendo sia voi che il vostro bambino sarete sani e felici.

Posso fare esercizio fisico durante la prima fase?

Se fate esercizio fisico durante la prima o la seconda fase, potete aumentare la perdita di peso e i benefici per la salute. Come consigliato anche precedentemente però, non dovreste lavorare per superare i vostri limiti durante la fase uno, ma continuare la vostra normale routine di allenamento e di attività fisica. È importante rimanere all'interno della propria zona di comfort durante questo periodo, poiché lo sforzo fisico più di quanto si è abituati sarà particolarmente difficile mentre si limitano le calorie. Non solo vi stancherà, ma può anche farvi venire le vertigini, farvi sentire più soggetti a lesioni, ed esaurirvi fisicamente e mentalmente. Questo è un sintomo comune ogni volta che una persona si spinge oltre i propri limiti durante una fase di riduzione calorica, ed è quindi una cosa da evitare.

Se siete abituati a fare yoga o a fare un corso di spinning qualche volta alla settimana, continuate così! Se siete abituati a correre qualche chilometro al giorno, continuate così! Fate ciò per cui siete abituati e senza esagerare, come vi consiglia il vostro medico, e dovreste stare bene.

Sono già magro. Posso ancora seguire la dieta?

La possibilità di seguire o meno la prima fase della dieta Sirt dipenderà da quanto sei già magro. Mentre una persona che è in sovrappeso o che si trova all'interno di un peso sano può praticare la prima fase, nessuno che è clinicamente sottopeso dovrebbe farlo. Potete sapere se siete sottopeso o meno calcolando il vostro Indice di Massa Corporea, o IMC. Potete trovare molti calcolatori di IMC online, e se il vostro risultato sarà di diciannove punti o meno, dovreste evitare la prima fase. È sempre una buona idea chiedere al vostro medico sia se è sicuro per voi perdere peso, sia se la dieta Sirt è sicura per la vostra condizione individuale. Anche se la dieta Sirt può essere generalmente sicura, per le persone con certe malattie può non esserlo.

Anche se è comprensibile desiderare di essere ancora più magri, anche se siete già magri, spingersi oltre il punto di essere sottopeso è incredibilmente malsano, sia fisicamente che mentalmente. Questo rientra nella categoria dei disturbi alimentari e può causare molti danni.

Alcuni degli effetti collaterali dello spingere il proprio corpo a una perdita di peso estrema includono l'indebolimento delle ossa e l'osteoporosi, l'abbassamento del sistema immunitario, problemi di fertilità e l'aumento del rischio di malattie. Se, nonostante il sottopeso, si vogliono sfruttare i benefici della dieta Sirt, il consiglio è di seguire il piano calorico impostato dal medico e aggiungere alcuni alimenti Sirt. Questo vi garantirà di mantenere un peso sano e di ricevere i benefici che le sirtuine hanno da offrire.

Se siete magri, ma con un IMC tra i venti e i venticinque, allora potrete iniziare la dieta Sirt, a meno che il vostro medico non vi abbia dato istruzioni diverse.

Si può mangiare carne e latticini con la dieta Sirt?

In molte ricette, scegliamo di utilizzare fonti proteiche sirt, come la soia, le noci e il grano saraceno. Tuttavia, questo non significa che non si possa godere della carne nella dieta Sirt. Certo, è semplice seguire una dieta Sirt vegana o vegetariana, ma se amate la carne, non dovete rinunciarvi. Le proteine sono un aspetto essenziale della dieta Sirt per preservare il tono muscolare, e la decisione di consumare solo proteine vegetali o un mix di proteine vegetali e animali dipende completamente da voi. E, proprio come si può mangiare la carne, si può anche godere di un moderato consumo di latticini.

Alcune carni possono effettivamente aiutarvi a valorizzare meglio i cibi sirt che mangiate. Questo perché l'aminoacido leucina è in grado di migliorare l'effetto dei cibi sirt. Questo aminoacido si può trovare nel pollo, manzo, maiale, pesce, uova, latticini e tofu.

Posso bere vino rosso durante la fase uno?

Poiché le vostre calorie saranno limitate durante la prima fase, non è consigliabile bere alcolici in questa prima parte della dieta. Tuttavia, potete gustarlo con moderazione durante la fase due e la fase di mantenimento.

Ricette

Succco Verde Matcha

Tempo di preparazione: 10 minuti

Tempo di cottura: 0 minuti

Dosi: 2

Ingredienti

- o 140 gr. di cavolo fresco
- o 60 gr. di rucola fresca
- o ¼ di tazza di prezzemolo fresco
- o 4 gambi di sedano
- o 1 mela verde, tritata con il torsolo
- o 1 (1 pollice) pezzo di zenzero fresco, pelato
- o 1 limone, pelato
- o ½ cucchiaino di tè verde matcha

Indicazioni

Aggiungere tutti gli ingredienti in uno spremiagrumi ed estrarre il succo.
Versare in 2 bicchieri e servire immediatamente.

Nutrizione

Calorie 113

Grasso 0,6 g

Carboidrati 26,71 g

Proteina 3,8 g

Succo di Sedano

Tempo di preparazione: 10 minuti

Tempo di cottura: 0 minuti

Dosi: 2

Ingredienti

- o   8 gambi di sedano con foglie
- o   2 cucchiai di zenzero fresco, pelato
- o   1 limone, pelato
- o   ½ tazza di acqua filtrata
- o   Un pizzico di sale

Indicazioni

Mettere tutti gli ingredienti in un frullatore e tritare fino a quando non sono ben combinati.

Attraverso un filtro a maglia fine, filtrare il succo e trasferirlo in 2 bicchieri.

Servire immediatamente.

Nutrizione

Calorie 32

Grasso 0,5 g

Carboidrati 6,5 g

Proteina 1 g

Tempo di preparazione: 10 minuti

Tempo di cottura: 0 minuti

Dosi: 2

Ingredienti

- o   5 arance grandi, pelate e sezionate
- o   2 mazzetti di cavolo fresco

Indicazioni

Aggiungere tutti gli ingredienti in uno spremiagrumi ed estrarre il succo.

Versare in 2 bicchieri e servire immediatamente.

Nutrizione

Calorie 315

Grasso 0,6 g

Carboidrati 75,1 g

Proteina 10,3 g

Tempo di preparazione: 10 minuti

Tempo di cottura: 0 minuti

Dosi: 2

Ingredienti

- o 3 mele grandi, torsolate e tagliate a fette
- o 2 cetrioli grandi, a fette
- o 4 gambi di sedano
- o 1 (1 pollice) pezzo di zenzero fresco, pelato
- o 1 limone, pelato

Indicazioni

Aggiungere tutti gli ingredienti in uno spremiagrumi ed estrarre il succo

Versare in 2 bicchieri e servire immediatamente.

Nutrizione

Calorie 230

Grasso 1,1 g

Carboidrati 59,5 g

Proteina 3,3 g

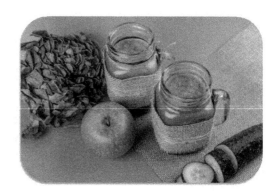

Tempo di preparazione: 10 minuti

Tempo di cottura: 0 minuti

Dosi: 2

Ingredienti

- o 2 mele verdi grandi, tagliate a fette con il torsolo
- o 4 tazze di foglie di cavolo fresco
- o 4 cucchiai di prezzemolo fresco
- o 1 cucchiaio di zenzero fresco, pelato
- o 1 limone, pelato
- o ½ tazza di acqua filtrata
- o Un pizzico di sale

Indicazioni

Mettere tutti gli ingredienti in un frullatore e tritare fino a quando non saranno ben combinati.

Attraverso un filtro a maglia fine, filtrare il succo e trasferirlo in 2 bicchieri.

Servire immediatamente.

Nutrizione

Calorie 196

Grasso 0,6 g

Carboidrati 47,9 g

Proteina 5,2 g

Cavolo Strapazzato

Tempo di preparazione: 10 minuti

Tempo di cottura: 6 minuti

Dosi: 2

Ingredienti:

- o 4 uova
- o 1/8 cucchiaino di curcuma macinata
- o Sale e pepe nero macinato, a piacere
- o 1 cucchiaio d'acqua
- o 2 cucchiaini di olio d'oliva
- o 1 tazza di cavolo fresco, le nervature più dure tagliatele e tritatele finemente oppure eliminatele

Indicazioni

In una ciotola, aggiungere le uova, la curcuma, sale, pepe nero, e acqua e con una frusta, sbattere fino ad ottenere una composto spumoso.

In un wok, scaldare l'olio a fuoco medio.

Aggiungere il composto di uova e mescolare.

Immediatamente, ridurre la fiamma a medio-bassa e cuocere per circa 1-2 minuti, mescolando spesso.

Aggiungere il cavolo e far cuocere per circa 3-4 minuti, mescolando spesso.

Togliere dal fuoco e servire immediatamente.

Nutrizione

Calorie 183

Grasso 13,4 g

Carboidrati 4,3 g

Proteina 12,1 g

Porridge di Grano Saraceno

Tempo di preparazione: 10 minuti

Tempo di cottura: 15 minuti

Dosi: 2

Ingredienti

- o 1 tazza di grano saraceno, sciacquato
- o 1 tazza di latte di mandorla non zuccherato
- o 1 tazza d'acqua
- o ½ cucchiaino di cannella macinata
- o ½ cucchiaino di estratto di vaniglia
- o 1-2 cucchiai di miele naturale
- o ¼ di tazza di mirtilli freschi

Indicazioni

In una padella, aggiungere tutti gli ingredienti (tranne miele e mirtilli), cuocere a fuoco medio-alto e portare ad ebollizione.

Ora, ridurre il calore a fuoco basso e far bollire a fuoco lento, con il coperchio per circa 10 minuti.

Aggiungere il miele e togliere subito dal fuoco.

Lasciar riposare, coperto, per circa 5 minuti.

Con una forchetta, mischiare il composto e trasferirlo in ciotola da portata.

Aggiungere i mirtilli e servire.

Nutrizione

Calorie 358

Grasso 4,7 g

Carboidrati 3,7 g

Proteina 12 g

Tempo di preparazione: 10 minuti

Tempo di cottura: 38 minuti

Porzioni: 8

Ingredienti

- o ¼ di tazza di cacao in polvere
- o ¼ di tazza di sciroppo d'acero
- o 2 cucchiai di olio di cocco sciolto
- o ½ cucchiaino di estratto di vaniglia
- o 1/8 di cucchiaino di sale
- o 2 tazze di avena senza glutine
- o ¼ di tazza di fiocchi di cocco non zuccherato
- o 2 cucchiai di semi di chia
- o 2 cucchiai di cioccolato fondente non zuccherato, tritato finemente

Indicazioni

Preriscaldare il forno a 150 gradi e coprire una teglia di medie dimensioni con la carta da forno.

A parte unite il cacao in polvere, lo sciroppo d'acero, l'olio di cocco, l'estratto di vaniglia e il sale e mescolate per bene.

A questo punto, mettere il composto ottenuto in una padella a fuoco medio e fate cuocere per circa 2-3 minuti, mescolando continuamente fino a quando il composto sarà denso e sciropposo.

Togliere dal fuoco e mettere da parte.

In una ciotola capiente, aggiungere l'avena, il cocco e i semi di chia e mescolare bene.

Unire i due composti preparati e mescolare fino ad ottenere un prodotto omogeneo.

Trasferire il tutto sulla teglia preparata in precedenza e stenderlo in uno strato uniforme.

Cuocere in forno per circa 35 minuti.

Togliere dal forno e mettere da parte per circa 1 ora.

Aggiungere i pezzi di cioccolato e mescolare per amalgamare.

Servire immediatamente.

Nutrizione

Calorie 193

Grasso 9,1 g

Carboidrati 26,1 g

Proteina 5 g

Muffin al Mirtillo

Tempo di preparazione: 15 minuti

Tempo di cottura: 20 minuti

Porzioni: 8

Ingredienti

- o 1 tazza di farina di grano saraceno
- o ¼ di tazza di fecola di arrowroot (amido alimentare conosciuto in Italia come "fecola di Maranta")
- o 1½ cucchiaino di lievito in polvere
- o ¼ di cucchiaino di sale marino
- o 2 uova
- o ½ tazza di latte di mandorla non zuccherato
- o 2-3 cucchiai di sciroppo d'acero
- o 2 cucchiai di olio di cocco fuso
- o 1 tazza di mirtilli freschi

Indicazioni

Preriscaldare il forno a 175 °C e preparare una teglia per muffin.

In una ciotola, mettere la farina di grano saraceno, la fecola di arrowroot, il lievito in polvere e il sale e mescolare bene.

In un'altra ciotola, mettere le uova, il latte di mandorla, lo sciroppo d'acero e l'olio di cocco e sbattere bene.

A questo punto, aggiungere il composto di farina e mescolare fino a quando non si sarà combinato uniformemente.

Delicatamente, aggiungere i mirtilli.

Trasferire il composto in modo uniforme nelle coppette per muffin preparate in precedenza.

Cuocere in forno per circa 25 minuti o fino a quando uno stuzzicadenti inserito nel centro dei muffin esce pulito.

Togliere la teglia per muffin dal forno e metterla su una griglia per farla raffreddare per circa 10 minuti.

Capovolgere con attenzione i muffin e toglierli dalla teglia per farli raffreddare completamente prima di servirli.

Nutrizione

Calorie 136

Grasso 5,3 g

Carboidrati 20,7 g

Proteina 3,5 g

Cialde al Cioccolato

Tempo di preparazione: 15 minuti

Tempo di cottura: 24 minuti

Porzioni: 8

Ingredienti

- 2 tazze di latte di mandorla non zuccherato
- 1 cucchiaio di succo di limone fresco
- 1 tazza di farina di grano saraceno
- ½ tazza di cacao in polvere
- ¼ di tazza di farina di semi di lino
- 1 cucchiaino di bicarbonato di sodio
- 1 cucchiaino di lievito in polvere
- ¼ cucchiaini di sale kosher
- 2 uova grandi
- ½ tazza di olio di cocco, fuso
- ¼ di tazza di zucchero di canna scuro
- 2 cucchiaini di estratto di vaniglia
- 55 grammi di cioccolato fondente non zuccherato, tritato grossolanamente

Indicazioni

In una ciotola, aggiungere il latte di mandorla e il succo di limone e mescolare bene.

Lasciar riposare per circa 10 minuti.

In una ciotola, mettere la farina di grano saraceno, cacao in polvere, farina di semi di lino, bicarbonato di sodio, lievito in polvere, sale e mescolare bene.

Nella ciotola del composto di latte di mandorla, mettere le uova, l'olio di cocco, lo zucchero di canna e l'estratto di vaniglia e sbattere fino ad ottenere un composto omogeneo.

A questo punto, aggiungere il composto di farina e sbattere fino ad ottenere un composto omogeneo.

Aggiungere i pezzi di cioccolato.

Preriscaldare la piastra per cialde e poi ungerla.

Mettere la quantità desiderata del composto nella piastra per cialde preriscaldata e far cuocere per circa 3 minuti, o fino a quando il colore sarà marrone dorato.

Ripetere l'operazione con il resto del composto.

Nutrizione

Calorie 295

Grasso 22,1 g

Carboidrati 1,5 g

Proteina 6,3 g

Frittata di Salmone e Cavolo Riccio

Tempo di preparazione: 10 minuti

Tempo di cottura: 7 minuti

Porzioni: 4

Ingredienti

- o   6 uova
- o   2 cucchiai di latte di mandorla non zuccherato
- o   Sale e pepe nero macinato, a piacere
- o   2 cucchiai di olio d'oliva
- o   100/120 gr di salmone affumicato, tagliato a pezzettini
- o   2 tazze di cavolo fresco, tritate finemente le venature più dure
- o   4 scalogni, tritati finemente

Indicazioni

In una ciotola, mettere le uova, latte di cocco, sale e pepe nero, e sbattere bene e mettere da parte.

In un wok antiaderente, scaldare l'olio a fuoco medio.

Versare il composto di uova in modo uniforme e cuocere per circa 30 secondi, senza mescolare.

Disporre il salmone il cavolo riccio e gli scalogni sul composto di uova in modo uniforme.

A questo punto, ridurre il fuoco al minimo.

Con il coperchio, coprire il wok e far cuocere per circa 4-5 minuti, o fino a quando l'omelette non sarà completamente cotta.

Togliere il coperchi e cuocere per altri 60 secondi circa.

Con attenzione, trasferire la frittata su un piatto da portata e servire.

Nutrizione

Calorie 210

Grasso 14,9 g

Carboidrati 5,2 g

Proteina 14,8 g

Uova Speziate Marocchine

Tempo di preparazione: 1 ora

Tempo di cottura: 50 minuti

Dosi: 2

Ingredienti

- o   1 cucchiaino di olio d'oliva
- o   Uno scalogno finemente tagliato
- o   Un peperone rosso, svuotato e finemente tagliato
- o   Uno spicchio d'aglio, spelato e tagliato finemente
- o   Una zucchina (zucchina), pelata e finemente tagliata
- o   1 cucchiaio di passata di pomodoro (concentrato)
- o   ½ cucchiaino di brodo di carne
- o   ¼ di cucchiaino di cannella macinata
- o   ¼ cucchiaino cumino macinato
- o   ½ cucchiaino di sale
- o   400g di polpa di pomodori in lattina
- o   400g di ceci
- o   un mazzetto di prezzemolo a foglia liscia (10g)
- o   Quattro uova medie a temperatura ambiente

Indicazioni

Scaldare l'olio in una padella, versare lo scalogno e il peperone rosso e soffriggere delicatamente per 5 minuti. A questo punto includere l'aglio e la zucchina e cuocere per un altro momento. Aggiungere la passata di pomodoro (concentrato), gli aromi, il sale e mescolare.

Aggiungete la polpa di pomodori e i ceci e aumentate leggermente la fiamma. Stufate il sugo per 30 minuti.

Usare il retro di un cucchiaio grande per realizzare degli incavi nella salsa nei quali andrete ad adagiare delicatamente le uova. Attenzione a non far cadere dei pezzetti di guscio nella salsa.

Coprire la padella e cuocere a fuoco basso finchè le uova non saranno cotte. (circa 5 minuti)

Guarnire con prezzemolo e servire.

Nutrizione

Calorie: 116 kcal

Proteine: 6,97 g

Grasso: 5,22 g

Carboidrati: 13.14 g

Tempo di preparazione: 30 minuti

Tempo di cottura: 0 minuti

Dosi: 2

Ingredienti

- o   20g di grano saraceno in chicchi
- o   10g di sfoglie di grano saraceno
- o   15g di gocce di cocco o cocco essiccato
- o   40 g di datteri Medjool, snocciolati e tagliati
- o   15g di noci pecan, tagliate
- o   10g di granella di cacao
- o   100g di fragole, pulite e tagliate
- o   100g di yogurt greco puro (o vegetariano, per esempio, yogurt di soia o di cocco)

Indicazioni

Frullare insieme tutti gli ingredienti tranne le fragole e lo yogurt, che verranno inserite solo nel momento in cui verrà mangiato.

Nutrizione

Calorie: 334 kcal

Proteine: 4,39 g

Grasso: 22,58 g

Carboidrati: 34.35 g

Uova Strapazzate ai Funghi

Tempo di preparazione: 45 minuti

Tempo di cottura: 10 minuti

Dosi: 2

Ingredienti

- o 2 uova
- o 1 cucchiaino di curcuma macinata
- o 1 cucchiaino di curry in polvere
- o 20g di cavolo riccio, tagliato
- o 1 cucchiaino di olio d'oliva extravergine
- o Funghi raccolti, puliti e tagliati a pezzettini
- o 5g di prezzemolo, finemente tagliato
- o *facoltativo* Aggiungere una miscela di semi come guarnizione e un po' di salsa Rooster per migliorare il sapore.

Indicazioni

Mescolare la curcuma e il curry in polvere con un po 'd'acqua fino a quando non si avrà un composto compatto.

Cuocere il cavolo a vapore per 2-3 minuti.

Scaldare l'olio in una padella a fuoco medio e cuocere i funghi per 3-4 minuti fino a quando non hanno cominciato a scurirsi e a diventare morbidi.

A questo punto aggiungere le uova e il composto di curcuma e curry preparato precedentemente e cuocere a fuoco medio, dopo poco aggiungere il cavolo e continuare la cottura a fuoco medio per qualche minuto.

Togliete dal fuoco, aggiungere il prezzemolo, mescolare e servire.

Nutrizione

Calorie: 158 kcal

Proteine: 9,96 g

Grasso: 10,93 g

Carboidrati: 5.04 g

Tempo di preparazione: 45 minuti

Tempo di cottura: 15 minuti

Dosi: 2

Ingredienti

- o 2 uova medie
- o 100 g di salmone affumicato, tagliato
- o 1/2 cucchiaino di Capperi
- o 10 g di rucola, tagliata
- o 1 cucchiaino di prezzemolo, tritato
- o 1 cucchiaino di olio extra vergine di oliva

Indicazioni

Rompere le uova in una ciotola e sbatter. Aggiungere il salmone, i capperi, la rucola e il prezzemolo.

Scaldare l'olio d'oliva in una padella antiaderente fino a quando non è caldo ma non bollente. Aggiungere il preparato e, utilizzando una spatola, spostare in modo uniforme il composto all'interno della padella. Diminuire il calore e lasciar cuocere la frittata con un coperchio.

Nutrizione

Calorie: 148 kcal

Proteine: 15,87 g

Grasso: 8,73 g

Carboidrati: 0.36 g

Porridge di Datteri e Noci

Tempo di preparazione: 55 minuti

Tempo di cottura: 30 minuti

Dosi: 2

Ingredienti

- o 200 ml di latte vegetale o vaccino
- o 1 dattero Medjool
- o 35 g di fiocchi di grano saraceno
- o 1 cucchiaino di crema pecan oppure quattro pezzi di noci pecan sbriciolate
- o 50 g Fragole, pulite

Indicazioni

Versare il latte in un pentolino e scaldare lentamente, prima di raggiungere l'ebollizione, versare i fiocchi di grano saraceno e far cuocere a fuoco lento fino a raggiungere la consistenza ideale del porrige.

Inserire la crema di Pecan o le Noci Pecan sbriciolate e i datteri a pezzetti , guarnire con le fragole e servire.

Nutrizione

Calorie: 66 kcal

Proteine: 1,08 g

Grasso: 1,07 g

Carboidrati: 14.56 g

Tempo di preparazione: 55 minuti

Tempo di cottura: 30 minuti

Dosi: 2

Ingredienti

- o 1 cucchiaino di olio extra vergine di oliva
- o 40g cipolla rossa, tagliata finemente
- o 1 spicchio d'aglio, finemente tagliato
- o 30g Sedano, tagliato finemente
- o 1 Peperoncino Bird's eye, finemente tagliato
- o 1 cucchiaino di cumino in polvere
- o 1 cucchiaino di curcuma in polvere
- o 1 cucchiaino di paprika
- o 400g Pomodori in scatola (pelati)
- o 30 g di cavolo riccio pulito e successivamente tagliato
- o 1 cucchiaio di prezzemolo tritato
- o 2 Uova medie

Indicazioni

In una padella antiaderente aggiungere un po' d'olio d'oliva e soffriggere la cipolla, l'aglio, il sedano, il peperoncino e gli aromi per 1-2 minuti.

A questo punto aggiungere i pomodori e lasciar cuocere la salsa a fuoco basso per 20 minuti, ricordandosi di mescolare.

Aggiungere il cavolo e far cuocere per altri 5 minuti. Se vi accorgete che il sugo sta diventando troppo denso, aggiungete solo un po' d'acqua.

Quando la salsa ha una piacevole consistenza cremosa è l'ora di aggiungere il prezzemolo.

Ora con il retro di un cucchiaio fate due piccole conche nella salsa e adagiate all'interno di ognuna di esse un uovo. Ridurre il fuoco al minimo e coprire la padella o con un coperchio o con un foglio di alluminio. Cuocete per altri 10/12 minuti, o fin quando le uova saranno cotte. In base al vostro gradimento sceglierete se preferire il tuorlo più o meno sodo.

Togliere dal fuoco e servire immediatamente.

Nutrizione

Calorie: 135 kcal

Proteine: 9,41 g

Grasso: 6,16 g

Carboidrati: 12.65 g

Tempo di preparazione: 45 minuti

Tempo di cottura: 15 minuti

Porzioni: 8 hotcakes

Ingredienti

Per la salsa allo yogurt:

- 1 tazza di yogurt greco
- 1 spicchio d'aglio tritato
- Da 1 a 2 cucchiai di succo di limone, a piacere
- ¼ di cucchiaino di curcuma macinata
- 10 foglie di menta, tritate
- 2 cucchiaini di scorza di limone

Per le frittelle:

- 2 cucchiaini di curcuma macinata
- 1½ cucchiaini di cumino macinato
- 1 cucchiaino di sale
- 1 cucchiaino di coriandolo macinato
- ½ cucchiaino d'aglio in polvere
- ½ cucchiaino di pepe nero macinato
- 1 testa di broccolo, tagliata a pezzetti
- 3 uova grandi, sbattute
- 2 cucchiai di latte di mandorla non zuccherato
- 1 tazza di farina di mandorle
- 4 cucchiaini di olio di cocco

Indicazioni

Per la salsa allo yogurt: in una ciotola unire lo yogurt, l'aglio, il succo di limone, la curcuma, la menta e le scorze di limone in una ciotola. Assaggiare e scegliere se aggiungere altro limone in base ai vostri gusti. Coprire la ciotola e metterla in frigorifero in attesa dell'utilizzo.

Per le frittelle: In una piccola ciotola unire la curcuma, il cumino, il sale, il coriandolo, l'aglio e il pepe.

Ora prendere i broccoli tritarli finemente e metterli in una ciotola insieme alle uova, il latte di mandorla e la farina di mandorle. Aggiungere il mix di aromi preparato in precedenza e mischiare il tutto per bene.

Scaldare un cucchiaino di olio di cocco in una pentola antiaderente a fuoco medio e versare ¼ del composto ottenuto. Cuocere la prima frittella per qualche minuto finché inizierà a diventare a formare delle piccole bolle e a diventare dorata, questo è il momento in cui bisognerà capovolgerla e cuocerla per altri 2 o 3 minuti.

Togliere della padella e adagiare la frittella in una pirofila coperta, così da tenerla in temperatura mentre si prepareranno le altre 3 frittelle con il resto del composto rimasto. (se necessario aggiungere ancora un po' di olio di cocco per ungere la padella)

Nutrizione

Calorie: 262 kcal

Proteine: 11,68 g

Grasso: 19,28 g

Carboidrati: 12.06 g

Tempo di preparazione: 1 ora e 20 minuti

Tempo di cottura: 1 ora e 3 minuti

Porzioni: 4

Ingredienti

- o 1 cipolla rossa, tritata finemente
- o 3 spicchi d'aglio, tritati finemente
- o 2 peperoncini, finemente tagliati
- o 1 cucchiaio di olio d'oliva extravergine
- o 1 cucchiaio di cumino in polvere
- o 1 cucchiaio di curcuma in polvere
- o 400g di macinata di manzo
- o 150ml di vino rosso
- o 1 peperone rosso, pulito e svuotato dai semi e successivamente tagliato a pezzettini
- o 2 lattine da 400g di pomodori (pelati)
- o 1 cucchiaio di passata di pomodoro
- o 1 cucchiaio di cacao in polvere
- o 150g di fagioli in scatola
- o 300 ml di brodo di carne
- o 5g coriandolo, tritato
- o 5 g di prezzemolo, tritato
- o 160g di grano saraceno

Indicazioni

In una padella, soffriggere la cipolla e l'aglio con un cucchiaio di olio extravergine d'oliva a fuoco medio per 2-3 minuti, dopodiché aggiungere le spezie e cuocere per un altro minuto.

Aggiungere la macinata di manzo e sfumare con il vino rosso. Lasciatelo evaporare bene.

A questo punto aggiungere il peperone rosso, i pomodori, la passata di pomodoro, il cacao, i fagioli e il brodo e lasciare stufare per 60 minuti.

Potrebbe essere necessario aggiungere un po' d'acqua se durante la cottura il sugo tenderà ad asciugarsi. Poco prima di servire, aggiungere le erbe precedentemente tritate.

Nel frattempo, cuocete il grano saraceno come indicato dalle linee guida che troverete sulla confezione e servitelo a fianco dello stufato.

Nutrizione

Calorie: 346 kcal

Proteine: 14,11 g

Grasso: 11,37 g

Carboidrati: 49.25 g

Quinoa e Ceci alla Curcuma

Tempo di preparazione: 1 ora e 10 minuti

Tempo di cottura: 1 ora

Porzioni: 6

Ingredienti

- o 500g di patate novelle, schiacciate
- o 3 spicchi d'aglio schiacciati
- o 3 cucchiaini di curcuma in polvere
- o 1 cucchiaino di coriandolo tritato
- o 1 cucchiaino di brodo di carne
- o 1 cucchiaino di zenzero macinato
- o 400g di latte di cocco
- o 1 cucchiaio di passata di pomodoro
- o Scatola da 400g di pomodori (pelati)
- o Sale e pepe
- o 180g di quinoa
- o Scatola da 400g di ceci, sciaquati
- o 150g di spinaci

Indicazioni

Pulire le patate e cuocerle in acqua bollente per circa 25 minuti.

In una grossa padella aggiungere le patate schiacciate, l'aglio, la curcuma, il coriandolo, il brodo, lo zenzero, il latte di cocco, la passata di pomodoro e i pomodori in scatola. Portare ad ebollizione e condire con sale e pepe. questo punto aggiungere la quinoa insieme a 300ml di acqua precedentemente portata ad ebollizione.

Abbassare il fuoco e mettere il coperchio alla padella per continuare la cottura. Lasciate cuocere per 30 minuti, mescolando di tanto in tanto per evitare che gli ingredienti si attacchino alla padella. (30 minuti si tratta di un tempo di cottura molto lungo, ma questo è il tempo necessario alla quinoa per cuocere). A metà cottura, aggiungere i ceci e quando mancano solo 5 minuti, aggiungere gli spinaci e mescolare fino a farli appassire.

Nel caso in cui vi piaccia un tocco di sapore in più, aggiungete del curry che si abbina molto bene a questa ricetta.

Nutrizione

Calorie: 609 kcal

Proteine: 23,04 g

Grasso: 22,15 g

Carboidrati: 85.27 g

Tempo di preparazione: 55 minuti

Tempo di cottura: 20 minuti

Porzioni: 1

Ingredienti

- o 1 filetto di salmone (130g)
- o 40g di insalata mista
- o 40g di foglie di spinaci giovani
- o 2 ravanelli, tagliati e affettati sottili
- o Un pezzo da 5 cm (50g) di cetriolo, tagliato a pezzi
- o 2 cipolline, tagliate e affettate
- o Una piccola manciata (10g) di prezzemolo, tritato grossolanamente

Per la salsa:

- o 1 cucchiaino di maionese magra
- o 1 cucchiaino di yogurt naturale
- o 1 cucchiaio di aceto di riso
- o 2 foglie di menta, finemente tritate
- o Sale a piacere
- o Pepe nero appena macinato

Indicazioni

Per prima cosa, preriscaldare il forno a 200°C

(Ventilato a 180°C)

Posizionare ora il filetto di salmone su una teglia da forno. Cuocere in forno per 16-18 minuti e una volta cotto toglierlo dal forno e metterlo da parte. Il salmone nell'insalata è possibile aggiungerlo sia caldo che freddo, a seconda delle vostre preferenze. (è buono in entrambi i casi)

Nel caso in cui il filetto di salmone avesse la pelle, una volta cotto, potrete toglierla con molta facilità.

Per la salsa:

Mescolare la maionese, lo yogurt, l'aceto di riso e le foglie di menta. Aggiungere sale e pepe.

Lasciare riposare per almeno 5 minuti per permettere ai sapori di amalgamarsi.

Disporre le foglie di insalata e gli spinaci su un piatto da portata. Aggiungere i ravanelli, il cetriolo, i cipollotti e il prezzemolo. A questo punto, adagiare il salmone tagliato a pezzetti sull'insalata e infine, aggiungere la salsa preparata.

Nutrizione

Calorie: 483 kcal

Proteine: 13,82 g

Grasso: 33,89 g

Carboidrati: 34.89 g

Tempo di preparazione: 5 minuti

Tempo di cottura: 0 minuti

Porzioni: 1

Ingredienti

- o   75 g di yogurt naturale
- o   Succo di 1/4 di limone
- o   1 cucchiaino di coriandolo, tritato
- o   1 cucchiaino di curcuma macinata
- o   1/2 cucchiaino di curry delicato in polvere
- o   100 g Petto di pollo cotto, tagliato a pezzettini
- o   3 noci, finemente tritate
- o   1 Dattero Medjool, finemente tritato
- o   20 g Cipolla rossa, tagliata a dadini
- o   1 Peperoncino Bird's Eye
- o   40 g di rucola (per servire)

Indicazioni

Per prima cosa cuocere il pollo. (ai ferri, al vapore ecc…)

A parte mescolare lo yogurt, il succo di limone, il coriandolo e le spezie; come secondo passaggio aggiungere il resto degli ingredienti più il pollo a pezzetti, cotto in precedenza, e mescolate per amalgamare il tutto.

In una ciotola adagiate la rucola sulla quale bisogna versare tutto il preparato. Coprire la ciotola con della pellicola trasparente e lasciare raffreddare il tutto in frigorifero per almeno un paio d'ore.

Nutrizione

Calorie: 831 kcal

Proteine: 27,47 g

Grasso: 77,64 g

Carboidrati: 19.93 g

Carne di Manzo alla Griglia con Vino Rosso, Anelli di Cipolla, Cavolo all'Aglio e Patate alle Erbe

Tempo di preparazione: 20 min

Tempo di cottura: 45/55 minuti

Dosi: 2

Ingredienti

- o 100 grammi di patate (sbucciate e tagliate a dadi di 2cm)
- o 1 cucchiaio di olio extra vergine di oliva
- o 5 g di prezzemolo, tritato finemente
- o 50g di cipolla rossa, tagliata ad anelli
- o 50g cavolo riccio, affettato
- o 1 spicchio d'aglio tritato finemente
- o 120-150g x 3,5 cm di spessore filetto di manzo o 2 cm di spessore controfiletto di manzo
- o 40ml di vino rosso
- o 150 ml di brodo di manzo
- o 1 cucchiaino di passata di pomodoro
- o 1 cucchiaio di farina di mais, sciolto in 1 cucchiaio di acqua

Indicazioni

Riscaldare il forno a 220°C.

Mettere le patate in una casseruola con acqua bollente.

Portare ad ebollizione e cuocere per 4-5 minuti.

Scolare.

Ora mettere le patate in una teglia con 1 cucchiaino d'olio. Arrostire in forno caldo per circa 35 - 45 minuti.

Girare le patate ogni 10 minuti.

Quando saranno cotte, toglierle dal forno e cospargere con il prezzemolo tritato.

Friggere la cipolla in 1 cucchiaino d'olio per 5 minuti. Friggere fino a quando non diventano morbide e ben caramellate. Scolarle e tenerle al caldo. Ora cuocete a vapore il cavolo riccio per 2-3 minuti e poi scolatelo. Friggere l'aglio delicatamente nell'olio (1/2 cucchiaio d'olio). Friggere per un minuto. Dovrebbe diventare morbido, ma non dovrebbe essere dorato. Aggiungete il cavolo riccio e fate soffriggere per altri 2 minuti, finché non diventa tenero.

Scaldare una padella a fuoco vivace.

Rivestire la carne con ½ cucchiaino con dell'olio, friggere nella padella calda a temperatura medio-alta, e cuocerla a seconda della cottura che preferite.

Ora trasferite la padella in un forno preriscaldato a 220°C. Terminate la cottura in questo modo.

Togliere la carne dalla padella. Mettere da parte per riposare.

Ora versate del vino nella padella ancora calda e sfumate, cosi da creare una salsina compatta.

Aggiungere il brodo e la passata di pomodoro e portare ad ebollizione.

Ora aggiungete la farina di mais cosi da addensare ancora la salsa, aggiungendola un po' alla volta per ottenere la consistenza desiderata.

Servitela con le patate arrosto, il cavolo riccio, gli anelli di cipolla e la salsa al vino rosso.

Nutrizione

Calorie: 240 kcal

Proteine: 14,18 g

Grasso: 14,42 g

Carboidrati: 13.77 g

Spiedini di Insalata Greca

Tempo di preparazione: 45 minuti

Tempo di cottura: 10 minuti

Dosi: 2

Ingredienti

- ○ 2 spiedini di legno, immersi in acqua per 30 minuti prima dell'uso
- ○ 8 olive nere grandi
- ○ 8 pomodori ciliegino
- ○ 1 peperone giallo, tagliato in otto quadrati
- ○ ½ cipolla rossa, tagliata a metà e divisa in otto pezzi
- ○ 100g (circa 10cm) di cetriolo, tagliato in quattro fette e poi a metà
- ○ 100g di feta, tagliata in 8 cubi

Per il condimento:

- ○ 1 cucchiaio di olio extra vergine di oliva
- ○ Succo di ½ limone
- ○ 1 cucchiaino di aceto balsamico
- ○ ½ spicchio d'aglio, pelato e schiacciato
- ○ Poche foglie di basilico, finemente tritate (o ½ cucchiaino di erbe miste essiccate per sostituire basilico e origano)
- ○ Poche foglie di origano (finemente tritato)
- ○ Generoso condimento di sale e pepe nero macinato

Indicazioni

Prima di tutto infilare in ogni spiedino gli ingredienti dell'insalata nel seguente ordine: - Olive, pomodoro, peperone giallo, cipolla rossa, cetriolo, feta, pomodoro, oliva, peperone giallo, cipolla rossa, cetriolo e feta.

Ora preparate il condimento, unite tutti gli ingredienti in una ciotola, mescolare energicamente e versare direttamente sugli spiedini.

Nutrizione

Calorie: 287 kcal

Proteine: 19,5 g

Grasso: 17,45 g

Carboidrati: 14.84 g

Cavolo, Edamame e Tofu Curry

Tempo di preparazione: 1 ora

Tempo di cottura: 45 minuti

Porzioni: 4

Ingredienti

- 1 cucchiaio di olio di semi
- 1 cipolla grande, tritata
- 4 spicchi d'aglio pelati e tritati
- (7cm) zenzero fresco, pelato e grattugiato
- 1 peperoncino rosso, tagliato a fettine sottili
- 1/2 cucchiaino di curcuma macinata
- 1/4 cucchiaino di peperoncino di cayenna
- 1 cucchiaino di paprika
- 1/2 cucchiaino di cumino in polvere
- 1 cucchiaino di sale
- 250g di lenticchie rosse essiccate
- 1 litro di acqua bollente
- 50g di semi di soia edamame surgelati
- 200g di tofu sodo, tagliato a cubetti
- 2 pomodori, tagliati grossolanamente
- Succo di 1 lime
- 200g di foglie di cavolo

Indicazioni

Mettere l'olio in una padella. Cuocere a fuoco medio-basso. Aggiungere la cipolla e far cuocere per 5 minuti.

Poi aggiungere l'aglio, lo zenzero e il peperoncino. Dopo averli aggiunti far cuocere per 2 minuti.

Aggiungere la curcuma, la cayenna, la paprika, il cumino e il sale. Mescolare prima di aggiungere le lenticchie rosse. Mescolare di nuovo.

Versare l'acqua bollente. Far bollire per 10 minuti. Ora ridurre il fuoco e cuocere per altri 20-30 minuti fino a quando il curry ha una consistenza densa "porridge".

Aggiungere i semi di soia, il tofu e i pomodori, far cuocere ancora per 5 minuti. Aggiungere il succo di lime e le foglie di cavolo. Cuocere fino a quando il cavolo riccio diventa tenero.

Nutrizione

Calorie: 407 kcal

Proteine: 27,67 g

Grasso: 9,98 g

Carboidrati: 57.95 g

Miso Sirt con Merluzzo Marinato, Verdure Fritte e Sesamo

Tempo di preparazione: 1 ora e 10 minuti

Tempo di cottura: 40 minuti

Porzioni: 1

Ingredienti

- o 20g miso
- o 1 cucchiaino di mirin
- o 1 cucchiaio di olio extra vergine di oliva
- o 200g di filetto di merluzzo senza pelle
- o 20g cipolla rossa, affettata
- o 40g di sedano, affettato
- o uno spicchio d'aglio, tritato finemente
- o un peperoncino Bird's Eye, finemente tritato
- o 1 cucchiaino di zenzero fresco tritato finemente
- o 60g di fagiolini (cornette)
- o 50 g di cavolo riccio, tagliato grossolanamente
- o 1 cucchiaino di semi di sesamo
- o 5 g di prezzemolo, tritato grossolanamente
- o 1 cucchiaio di salsa tamari
- o 30g di grano saraceno
- o 1 cucchiaino di curcuma in polvere

Indicazioni

Mescolare il miso e il mirin con un cucchiaino d'olio.

Versare il composto ottenuto su tutto il merluzzo, massaggiare e lasciar marinare per 30 minuti. Ora riscaldare il forno a 220°C. Cuocere il merluzzo per 10 minuti. Riscaldare poi una padella o un wok con l'olio rimasto.

Aggiungere la cipolla e soffriggere per qualche minuto. Aggiungere il sedano, l'aglio, il peperoncino, lo zenzero, i fagiolini e il cavolo riccio. Far soffriggere fino a quando il cavolo riccio è tenero e ben cotto, aggiungere un po' d'acqua nella padella per favorire la cottura.

Cuocere il grano saraceno secondo le istruzioni riportate sulla confezione. Cuocere con la curcuma per tre minuti. A questo punto aggiungere al soffritto i semi di sesamo, il prezzemolo e la salsa tamari. Servire con le verdure e il pesce.

Nutrizione

Calorie: 355 kcal

Proteine: 40,31 g

Grasso: 10,87 g

Carboidrati: 25.94 g

Barrette di Cioccolato

Tempo di preparazione: 30 minuti

Tempo di cottura: 3 ore

Dosi: 2

Ingredienti

- o 1 buccia d'arancia sottile
- o ¾ di tazza di pistacchi tostati, tagliati a pezzi grossi e raffreddati
- o ¼ di tazza di nocciole, tostate, sbucciate, tagliate a pezzi grossi e raffreddate
- o ¼ di tazza di semi di zucca, tostati e raffreddati
- o 1 cucchiaio di semi di chia
- o 1 cucchiaio di semi di sesamo tostati e raffreddati
- o 1 cucchiaino di buccia d'arancia grattugiata
- o 1 baccello di cardamomo, finemente tritato e setacciato
- o 340 g di cioccolato fondente temperato, senza latticini (65% di cacao)
- o 2 cucchiaini di sale marino in scaglie
- o Termometro per dolci

Indicazioni

Preriscaldare il forno a 66 ° C. Rivestire una teglia con carta da forno.

Tagliare finemente l'arancia in senso trasversale e posizionarla sulla teglia preparata in precedenza. Cuocere per 2 o 3 ore fino a quando non sarà asciutto ma leggermente appiccicoso. Toglierla dal forno e lasciarla raffreddare.

Quando si saranno raffreddate abbastanza da poterle manipolare, tagliare le fette d'arancia in frammenti; metterle da parte.

In una ciotola capiente, mescolare le noci, i semi e la buccia d'arancia grattugiata fino a quando non saranno completamente uniti tra loro. Disporre il composto in un unico strato su una teglia coperta con carta da forno. Mettere da parte.

Sciogliere il cioccolato a bagnomaria fino a raggiungere i 32 - 33 ° C e versarlo sul composto di noci per ricoprirlo completamente.

Quando il cioccolato è semi-freddo ma ancora appiccicoso, cospargere la superficie con sale marino e pezzi di arancia.

Mettere il composto in una zona fredda della vostra cucina o metterlo in frigorifero fino a quando la crosta non si raffredda completamente, dopodiché tagliatelo a pezzettini.

Nutrizione

Proteine: 20,7 g

Calorie: 523 kcal

Grasso: 40,76 g

Carboidrati: 26.65 g

Tortino di Salmone e Spinaci

Tempo di preparazione: 55 minuti

Tempo di cottura: 45 minuti

Dosi: 2

Ingredienti

- o   600 g di spinaci a foglia surgelati
- o   1 spicchio d'aglio
- o   1 cipolla
- o   150 g di filetti di salmone congelati
- o   200 g di salmone affumicato
- o   1 piccolo mazzo di aneto
- o   1 limone non trattato
- o   50 g di burro
- o   200 g di panna acida
- o   3 uova
- o   Sale, pepe, noce moscata
- o   1 confezione di pasta sfoglia

Indicazioni

Lasciare scongelare gli spinaci.

Sbucciare l'aglio e la cipolla e tagliarli a cubetti sottili.

Tagliare il filetto di salmone a cubetti di 1-1,5 cm di spessore.

Tagliare il salmone affumicato a strisce.

Lavare l'aneto, asciugarlo e tritarlo.

Lavare il limone con acqua calda, asciugarlo, grattugiare finemente la scorza con una grattugia da cucina e spremere il limone.

Scaldare il burro in una padella. Far soffriggere l'aglio e i cubetti di cipolla per circa 2-3 minuti.

Aggiungere gli spinaci e scottare brevemente.

Aggiungere la panna acida, il succo e la scorza di limone, le uova e l'aneto e mescolare bene.

Condire con sale, pepe e noce moscata.

Preriscaldare il forno a 200 gradi .

Ungere una teglia rotonda e stendere la pasta sfoglia su di essa coprendo anche i bordi.

Bucherellare la pasta con una forchetta (in modo che non lieviti troppo).

Versare il composto di spinaci e uova e stenderlo uniformemente.

Distribuire sopra i cubetti di salmone e le strisce di salmone affumicato.

Portare la teglia nel forno e far cuocere per circa 30-40 min.

Nutrizione

Calorie: 903 kcal

Proteine: 65,28 g

Grasso: 59,79 g

Carboidrati: 30.79 g

Tagliatelle di Grano Saraceno con Cavolo Riccio, Pollo e Salsa di Miso

Tempo di preparazione: 55 minuti

Tempo di cottura: 20 minuti

Dosi: 2

Ingredienti

Per le tagliatelle:

2-3 manciate di foglie di cavolo riccio (rimosse dal gambo e tagliate grossolanamente)

Tagliatelle di grano saraceno 150 g (100% grano saraceno, senza frumento)

3-4 funghi shiitake, tagliati a fette

1 cucchiaino di olio di cocco

1 cipolla, tagliata a dadini

1 petto di pollo di dimensioni medie, tagliato a fette o a cubetti

1 peperoncino rosso, tagliato sottile

2 grossi spicchi d'aglio, tagliati a dadini fini

2-3 cucchiai di salsa Tamari (salsa di soia senza glutine)

Per la salsa di miso

1 cucchiaio e mezzo di miso biologico fresco

1 cucchiaio di salsa tamari

1 cucchiaio di olio extra vergine di oliva

1 cucchiaio di succo di limone o di lime

1 cucchiaino di olio di sesamo

Indicazioni

In una pentola di medie dimensioni portare l'acqua ad ebollizione. Versare il cavolo e cuocere fino a quando non è leggermente appassito. Togliere e mettere da parte, poi riportare l'acqua ad ebollizione. Aggiungere i tagliolini di grano saraceno e cuocere (di solito circa 5 minuti) secondo le istruzioni riportate sulla confezione. Scolare e mettere da parte.

Nel frattempo, in un po' d'olio di cocco (circa un cucchiaino), fate soffriggere in padella i funghi shiitake per 2-3 minuti, fino a quando non saranno leggermente dorati da entrambi i lati. Cospargere con il sale marino e mettere da parte.

Scaldare altro olio di cocco nella stessa padella a fuoco medio-alto. Aggiungere la cipolla e il peperoncino, soffriggere per 2-3 minuti, poi aggiungere i pezzi di pollo. Cuocere a fuoco medio per 5 minuti, mescolando, poi aggiungere l'aglio, la salsa tamari e qualche spruzzata d'acqua. Cuocere per altri 2-3 minuti, sempre mescolando fino a quando il pollo non è perfettamente cotto.

Alla fine aggiungere i cavoli e le tagliatelle di grano saraceno e riscaldare mescolando. A fine cottura, mescolate il condimento di miso e versatelo sopra alle tagliatelle, in modo da mantenere vivi e attivi tutti quei probiotici benefici.

Nutrizione

Calorie: 256 kcal

Proteine: 10,82 g

Grasso: 8,95 g

Carboidrati: 37.03 g

Tempo di preparazione: 30 minuti

Tempo di cottura: 10 minuti

Dosi: 2

Ingredienti

- o 1 cucchiaino di passata di pomodoro
- o 1 anice a stellato, schiacciato (o 1/4 di cucchiaino di anice)
- o Una piccola manciata (10 g) di prezzemolo, con i gambi finemente tritati
- o Una piccola manciata di coriandolo (10 g), con i gambi finemente tagliati
- o Succo di ½ lime
- o 500 ml di brodo di pollo fresco o con 1 dado
- o ½ carota, pelata e tagliata in fiammiferi
- o 50 g di broccoli, tagliati in piccoli pezzi
- o 50 g di germogli di soia
- o 100 g di gamberi crudi
- o 100 g di tofu duro, tagliato a pezzetti
- o 50 g di spaghetti di riso, cotti secondo le istruzioni riportate sulla confezione
- o 50 g di castagne bollite
- o 20g di zenzero tritato
- o 1 cucchiaio di miso di buona qualità

Indicazioni

Mettere in una grande casseruola la passata di pomodoro, l'anice stellato, i gambi di prezzemolo, i gambi di coriandolo, il succo di lime e il brodo di pollo e portare a bollore per 10 minuti.

Aggiungere il cavolo, i broccoli, i gamberi, il tofu, gli spaghetti e le castagne e cuocere delicatamente fino a quando i gamberi non sono cotti.

Togliere dal fuoco e aggiungere lo zenzero e il miso.

Servire cosparso con le foglie di prezzemolo e coriandolo.

Nutrizione

Calorie: 253 kcal

Proteine: 19,39 g

Grasso: 7,35 g

Carboidrati: 29.99 g

Insalata di Pollo al Sesamo

Tempo di preparazione: 30 minuti

Tempo di cottura: 12 minuti

Dosi: 2

Ingredienti

- o 1 cucchiaio di semi di sesamo
- o 1 cetriolo sbucciato, e tagliato a fette
- o 100g di cavolo riccio, tagliato grossolanamente
- o 60g di pak choi, tagliato finemente
- o ½ cipolla rossa, tagliata finemente
- o 20g di prezzemolo tritato
- o 150g di pollo cotto, tagliato a pezzetti
- o Per il condimento:
- o 1 cucchiaio di olio extra vergine di oliva
- o 1 cucchiaino di olio di sesamo
- o 1 lime
- o 1 cucchiaino di miele chiaro
- o 2 cucchiaini di salsa di soia

Indicazioni

In una padella antiaderente, mettere i semi di sesamo e tostare per 2 minuti per farli diventare leggermente dorati e profumati. Mettere in un piatto e lasciare da parte.

Mettere l'olio d'oliva, il miele, la salsa di soia, l'olio di sesamo e il succo di lime in una piccola ciotola e mescolare per fare il condimento.

Mettere in una ciotola grande, il cavolo riccio, il cetriolo, il pak choi, il prezzemolo e la cipolla rossa e mescolare delicatamente. Versare il condimento nel composto e continuare a mescolare.

Dividere l'insalata in due piatti e condirli con il pollo a pezzetti. Cospargere i semi di sesamo e servire.

Nutrizione

Calorie: 478 kcal

Proteine: 19,53 g

Grasso: 39,8 g

Carboidrati: 12.52 g

Petto di Pollo Aromatico, Cavolo Riccio, Cipolla Rossa e Salsa

Tempo di preparazione: 55 minuti

Tempo di cottura: 30 minuti

Dosi: 2

Ingredienti

- o 120 g di petto di pollo
- o 2 cucchiaini di curcuma in polvere
- o ¼ di limone
- o 1 cucchiaio di olio extravergine di oliva
- o 50g di cavolo riccio, tritato
- o 20g cipolla rossa, tritata
- o 1 cucchiaino di zenzero fresco tritato
- o 50g di grano saraceno

Indicazioni

Per preparare la salsa: tritare finemente i pomodori, aggiungere il peperoncino, il prezzemolo, il succo di limone e mescolare.

Preriscaldare il forno a 220°C. Versare sul petto di pollo 1 cucchiaino di curcuma, il succo di limone e un po' d'olio e marinare. Lasciare riposare per 5-10 minuti.

Mettere sul fuoco una padella, adatta anche al forno, e cuocere il pollo marinato per un minuto su ogni lato per ottenere un colore dorato chiaro. Trasferite quindi la padella contenente il pollo nel forno e lasciatelo cuocere per 8-10 minuti o fino a quando non sarà ben cotto.

Togliere dal forno e coprire con un foglio di alluminio, mettere da parte per 5 minuti prima di servire.

Mettere il cavolo a vapore e cuocere per 5 minuti. Versare un po' d'olio in una padella e friggere le cipolle rosse e lo zenzero per farli diventare morbidi ma non dorati. Aggiungere il cavolo cotto e continuare a soffriggere per un altro minuto.

Cuocere il grano saraceno seguendo le istruzioni della confezione con la curcuma rimasta. Servire accanto al pollo, alla salsa e alle verdure.

Nutrizione

Calorie: 149 kcal

Proteine: 15,85 g

Grasso: 5,09 g

Carboidrati: 10.53 g

Dhal di Cavolo e Lenticchie Rosse con Grano Saraceno

Tempo di preparazione 5 minuti

Tempo di cottura 25 minuti

Dosi: 2

Ingredienti

- ½ cucchiaio di olio d'oliva
- ½ cipolla rossa piccola, affettata
- 1 spicchio d'aglio e mezzo, schiacciato
- 1cm di zenzero, grattugiato
- ½ peperoncino Bird's Eye, svuotato dei semi e tritato
- 1 cucchiaino di curcuma
- 1 cucchiaino di garam masala in polvere
- 80g lenticchie rosse
- 200ml di latte di cocco
- 100ml di acqua
- 50g di cavolo riccio o spinaci
- 80g di grano saraceno o riso integrale

Indicazioni

Scaldare l'olio d'oliva, aggiungere la cipolla affettata e cuocere a fuoco basso per 5 minuti fino a quando non si ammorbidisce. Poi, aggiungere lo zenzero, l'aglio e il peperoncino e continuare la cottura per un'altro minuto.

Aggiungere il garam masala, la curcuma e una spruzzata d'acqua. Cuocere ancora 1 minuto prima di aggiungere il latte di cocco, le lenticchie rosse e 200 ml di acqua.

Mescolare bene il tutto e cuocere a fuoco dolce per 20 minuti a coperchio chiuso. Quando il dhal comincia ad attaccarsi, aggiungere ancora un po' d'acqua e mescolare di tanto in tanto.

Dopo 20 minuti aggiungere il cavolo riccio, e mescolare accuratamente e coprire ancora con il coperchio per altri 5 minuti.

Mettere il grano saraceno a bollire in una casseruola per il tempo indicato sulla confezione.

Scolare il grano saraceno e servirlo con il dhal.

Nutrizione

Calorie: 355 kcal

Proteine: 14,39 g

Grasso: 5,7 g

Carboidrati: 63.41 g

Salsa Agrodolce con Anacardi:

Tempo di preparazione: 30 minuti

Tempo di cottura: 0 minuti

Dosi: 2

Ingredienti

- o 2 cucchiai di olio di cocco
- o 2 pezzi Cipolla rossa
- o 2 pezzi peperone giallo
- o 250 g Cavolo bianco
- o 150 g Pak choi
- o 50 g Germogli di fagioli Mung
- o 4 Fette di ananas
- o 50 g Anacardi

Per la salsa agrodolce:

- o 60 ml di aceto di sidro di mele
- o 4 cucchiai di zucchero di cocco
- o ½ cucchiaio di passata di pomodoro
- o 1 cucchiaino di amino di cocco
- o 2 cucchiaini di polvere di Arrowroot
- o 75 ml di acqua

Indicazioni

Tagliare grossolanamente le verdure.

Mescolare l'arrowroot con cinque cucchiai di acqua fredda.

Poi mettere tutti gli altri ingredienti per la salsa in una casseruola e aggiungere il composto preparato in precedenza con l'arrowroot.

Sciogliere l'olio di cocco in una padella e soffriggere la cipolla.

Aggiungere il peperone, il cavolo, il pak choi e i germogli di fagioli Mung e soffriggere fino a quando le verdure diventano un po' più morbide.

Aggiungere l'ananas e gli anacardi e mescolare ancora un paio di volte.

Versare un po' di salsa sul piatto del wok e servire.

Nutrizione

Calorie: 573 kcal

Proteine: 15,25 g

Grasso: 27,81 g

Carboidrati: 77.91 g

Casseruola con Spinaci e Melanzane

Tempo di preparazione: 1 ora

Tempo di cottura: 40 minuti

Dosi: 2

Ingredienti

- o 1 pezzo di melanzana
- o 2 pezzi Cipolla
- o 3 cucchiai d'olio d'oliva
- o 450 g di spinaci (freschi)
- o 4 pomodori
- o 2 uova
- o 60 ml Latte di mandorla
- o 2 cucchiaini di succo di limone
- o 4 cucchiai di farina di mandorle

Indicazioni

Preriscaldare il forno a 200°C.

Tagliare le melanzane, le cipolle e i pomodori a fette e cospargere di sale le fette di melanzane.

Spennellare le melanzane e le cipolle con olio d'oliva e friggerle in una padella per la griglia.

Cuocere gli spinaci in una pentola grande a fuoco moderato e scolarli in un setaccio.

Mettere le verdure a strati in una teglia unta: prima le melanzane, poi gli spinaci e poi la cipolla e il pomodoro. Ripetere l'operazione ancora una volta.

Sbattere le uova con il latte di mandorla, il succo di limone, il sale e il pepe e versare sopra le verdure.

Cospargere la teglia di farina di mandorle e cuocere in forno per circa 30-40 minuti.

Nutrizione

Calorie: 446 kcal

Proteine: 13,95 g

Grasso: 31,82 g

Carboidrati: 30.5 g

Paleo Ratatouille Vegetariano

Tempo di preparazione: 1 ora e 10 minuti

Tempo di cottura: 55 minuti

Dosi: 2

Ingredienti

- o 200 g di pomodoro (lattina)
- o Mezza cipolla
- o 2 chiodi di garofano
- o ¼ di cucchiaino di origano essiccato
- o ¼ di cucchiaino di peperoncino in scaglie
- o 2 cucchiai di olio d'oliva
- o 1 pezzo Melanzana
- o 1 pezzo di zucchine
- o 1 pezzo di peperoncino
- o 1 cucchiaino di timo essiccato

Indicazioni

Preriscaldare il forno a 180 ° C e ungere leggermente una teglia rotonda o ovale.

Tritare finemente la cipolla e l'aglio.

Mescolare i cubetti di pomodoro con aglio, cipolla, origano e scaglie di peperoncino, condire con sale e pepe e mettere sul fondo della teglia.

Con un coltello tagliare le melanzane, le zucchine e il peperoncino a fette molto sottili.

Mettere le verdure nella teglia.

Cospargere le verdure con l'olio d'oliva rimasto e con il timo, il sale e il pepe.

Coprire la teglia con un pezzo di carta da forno e cuocere in forno per 45-55 minuti.

Nutrizione

Calorie: 273 kcal

Proteine: 5,66 g

Grasso: 14,49 g

Carboidrati: 35.81 g

Zuppa di Zucchine e Broccoli:

Tempo di preparazione: 20 minuti

Tempo di cottura: 5 minuti

Dosi: 2

Ingredienti

- o 2 cucchiai di olio di cocco
- o 1 pezzo di cipolla rossa
- o 2 chiodi di garofano
- o 300 g di broccoli
- o 1 zucchina
- o 750 ml di brodo vegetale

Indicazioni

Tritare finemente la cipolla e l'aglio, tagliare i broccoli in pezzetti e le zucchine a fette.

Sciogliere l'olio di cocco in una pentola da minestra e soffriggere la cipolla e l'aglio.

Cuocere le zucchine per qualche minuto.

Aggiungere i broccoli e il brodo vegetale e far cuocere a fuoco lento per circa 5 minuti.

Passate la zuppa con un frullatore e condite con sale e pepe.

Nutrizione

Calorie: 178 kcal

Proteine: 5,7 g

Grasso: 14,43 g

Carboidrati: 10.57 g

Paleo Wraps di Cioccolato con Frutta

Tempo di preparazione: 25 minuti

Tempo di cottura: 0 minuti

Dosi: 2

Ingredienti

- 4 uova
- 100 ml Latte di mandorla
- 2 cucchiai di farina di Arrowroot
- 4 cucchiai di farina di castagne
- 1 cucchiaio di olio d'oliva
- 2 cucchiai di sciroppo d'acero
- 2 cucchiai di cacao in polvere
- 1 cucchiaio di olio di cocco
- 1 banana
- 2 kiwi
- 2 mandarini

Indicazioni

Mescolare tutti gli ingredienti (tranne la frutta e l'olio di cocco) in un impasto omogeneo.

Sciogliere un po' di olio di cocco in una piccola padella e versare un quarto della pastella ottenuta dal impasto precedentemente preparato.

Cuocere la frittella su entrambi i lati.

Mettere la frutta in un Wrap e servirlo tiepido.

Nutrizione

Calorie: 555 kcal

Proteine: 20,09 g

Grasso: 34,24 g

Carboidrati: 45.62 g

Tempo di preparazione: 55 minuti

Tempo di cottura: 10 minuti

Dosi: 2

Ingredienti

- o 1 cavolfiore
- o 2 cucchiai di olio di cocco
- o 1 pezzo di cipolla rossa
- o 4 chiodi di garofano
- o 60 ml di brodo vegetale
- o 1,5 cm di zenzero fresco
- o 1 cucchiaino di fiocchi di Chili
- o ½ carota
- o ½ peperoncino rosso
- o Succo di mezzo limone
- o 2 cucchiai di semi di zucca
- o 2 cucchiai di coriandolo fresco

Indicazioni

Tagliare il cavolfiore in piccoli pezzi e far bollire insieme al riso.

Tritate finemente la cipolla, l'aglio e lo zenzero, tagliate la carota a strisce sottili, tagliate a dadini il peperone e tritate finemente le erbe aromatiche.

Sciogliere 1 cucchiaio di olio di cocco in una padella e aggiungere metà della cipolla e dell'aglio e far soffriggere brevemente fino a quando non sarà traslucido.

Aggiungere il riso e il cavolfiore e salare.

Versare il brodo e mescolare il tutto finché non evapora e il riso al cavolfiore diventerà tenero.

Togliere il riso dalla padella e metterlo da parte.

Sciogliere il resto dell'olio di cocco nella padella e aggiungere le cipolle, l'aglio, lo zenzero, le carote e i peperoni rimasti.

Soffriggere per qualche minuto fino a quando le verdure saranno tenere. Condirle con un po' di sale.

Aggiungere di nuovo il riso al cavolfiore, scaldare il tutto e aggiungere il succo di limone.

Guarnire con semi di zucca e coriandolo prima di servire.

Nutrizione

Calorie: 230 kcal

Proteine: 5,13 g

Grasso: 17,81 g

Carboidrati: 17.25 g

Pizza Paleo Mediterranea

Tempo di preparazione: 55 minuti

Tempo di cottura: 25 minuti

Dosi: 2

Ingredienti

Per la base della pizza:

- o 120 g di farina tapioca
- o 1 cucchiaino di sale marino
- o 2 cucchiai di mix di spezie italiane
- o 45 g di farina di cocco
- o 120 ml di olio d'oliva
- o 120 ml di acqua (calda)
- o 1 uovo (sbattuto)

Per la salsa:

- o 2 cucchiai di passata di pomodoro (lattina)
- o ½ zucchina
- o ½ melanzana
- o 2 pomodori
- o 2 cucchiai di olio d'oliva
- o 1 cucchiaio di aceto balsamico

Indicazioni

Preriscaldare il forno a 190 ° C e foderare una teglia con carta da forno.

Tagliare le verdure a fette sottili.

Mescolare la farina di tapioca con sale, erbe aromatiche italiane e farina di cocco in una ciotola capiente.

Versare l'olio d'oliva e l'acqua calda e mescolare bene.

Poi aggiungere l'uovo e mescolare fino ad ottenere un impasto omogeneo.

Se l'impasto è troppo bagnato, aggiungere 1 cucchiaio di farina di cocco alla volta fino ad ottenere la consistenza desiderata. Aspettate sempre qualche minuto prima di aggiungere altra farina di cocco, perché ci vorrà un po' di tempo per assorbire l'umidità. L'intento è quello di ottenere un impasto morbido e appiccicoso.

Dividete l'impasto in due parti e stendetele creando dei cerchi sulla teglia da forno (potete anche fare un'unica pizza grossa quanto la vostra teglia).

Cuocere in forno per circa 10 minuti.

Spennellare la pizza con il concentrato di pomodoro e aggiungere le melanzane, le zucchine e i pomodori sovrapposti.

Aggiungere ancora un po' d'olio d'oliva e cuocere in forno per altri 10-15 minuti.

Cospargere la pizza con aceto balsamico prima di servire.

Nutrizione

Calorie: 574 kcal

Proteine: 16,82 g

Grasso: 25,92 g

Carboidrati: 70.11 g

Pollo con Broccolini Fritti

Tempo di preparazione: 10 min

Tempo di cottura: 25/30 min

Dosi: 2

Ingredienti

- o 2 cucchiai di olio di cocco
- o 400 g di petto di pollo
- o 150 g di cubetti di pancetta
- o 250 g di broccolini

Indicazioni

Tagliare il pollo a cubetti.

Sciogliere l'olio di cocco in una padella a fuoco medio e rosolare il pollo con i cubetti di pancetta e cuocere a fuoco lento.

Condire con fiocchi di peperoncino, sale e pepe.

Aggiungere i broccolini e cuocere tutto insieme.

Nutrizione

Calorie: 461 kcal

Proteine: 41,7 g

Grasso: 32,1 g

Carboidrati: 4 g

Tempo di preparazione: 5 minuti

Tempo di cottura: 50 minuti

Dosi 2

Ingredienti

- o 1 tazza di ceci cotti
- o ½ tazza di pomodori a pezzetti
- o ½ cipolla, tritata
- o 1 cucchiaio di semi di chia
- o 1 cucchiaio di prezzemolo tritato
- o Condimento:
- o 1 cucchiaio di olio d'oliva e 1 cucchiaio di clorella.
- o 1 cucchiaio di succo di limone fresco e un pizzico di sale marino

Indicazioni

Mettere gli ingredienti in questo ordine: condimento, pomodori, ceci, cipolle e prezzemolo.

Nutrizione

Calorie: 210 kcal

Proteine: 7,87 g

Grasso: 9 g

Carboidrati: 26.22 g

Tempo di preparazione: 5 minuti

Tempo di cottura: 30 minuti

Dosi 2

Ingredienti

- o 1 cavolo, tagliato finemente

- o 55 gr di noci, tritate

- o 85 gr di formaggio feta, tagliato a pezzetti

- o 1 mela sbucciata, e tagliata a fette senza il torsolo

- o 4 datteri medjool, tritati

Per la salsa

- o 85gr di mirtilli rossi

- o ½ cipolla rossa, tritata

- o 3 cucchiai di olio d'oliva

- o 3 cucchiai d'acqua

- o 2 cucchiaini di miele

- o 1 cucchiaio di aceto di vino rosso

- o Sale marino

Indicazioni

Mettere gli ingredienti per il condimento in un robot da cucina e lavorarli fino a quando non sono ben mischiati tra loro. Se il risultato sembra troppo denso potete aggiungere un po' d'acqua. Mettete tutti gli ingredienti per l'insalata in una ciotola. Versare la salsa e saltare l'insalata fino a quando non è ben condita.

Nutrizione

Calorie: 706 kcal

Proteine: 15,62 g

Grasso: 45,92 g

Carboidrati: 70.28 g

Insalata di Tonno, Uova e Capperi

Tempo di preparazione: 5 minuti

Tempo di cottura: 20 minuti

Dosi 2

Ingredienti

- o   3½ teste di cicoria
- o   140gr di tonno in scatola, sgocciolate
- o   100gr di cetrioli
- o   30gr di rucola
- o   6 olive nere snocciolate
- o   2 uova sode, pelate
- o   2 pomodori a pezzetti
- o   2 cucchiai di prezzemolo fresco tritato
- o   1 cipolla rossa, tritata
- o   1 gambo di sedano
- o   1 cucchiaio di capperi
- o   2 cucchiai di vinaigrette all'aglio

Indicazioni

Mettere in una ciotola il tonno, il cetriolo, le olive, i pomodori, la cipolla, la cicoria, il sedano, il prezzemolo e la rucola. Versare la vinaigrette e mettere l'insalata nel condimento. Servire sui piatti e aggiungere le uova e i capperi.

Nutrizione

Calorie: 309 kcal

Proteine: 26,72 g

Grasso: 12,23 g

Carboidrati: 25.76 g

Frittelle di Grano Saraceno alla Fragola

Tempo di preparazione: 5 minuti

Tempo di cottura: 45 minuti

Porzioni 4

Ingredienti

- 100gr di fragole, tritate
- 100gr di farina di grano saraceno
- 1 uovo
- 230ml di latte
- 1 cucchiaino di olio d'oliva
- 1 cucchiaino di olio d'oliva per friggere
- Spremuta di 1 arancia

Indicazioni

Versare il latte in una ciotola e mescolare l'uovo e un cucchiaino di olio d'oliva. Setacciare la farina nel composto liquido fino ad ottenere un composto liscio e cremoso. Lasciare riposare per 15 minuti. Scaldare un po' d'olio in una padella e versarvi un quarto del composto o nella misura che preferite.

Adagiare un quarto delle fragole nella pastella. Cuocere per circa 2 minuti su ogni lato. Servire caldo con un goccio di succo d'arancia. Potreste provare a sperimentare con altri frutti di bosco come i mirtilli e le more.

Nutrizione

Calorie: 180 kcal

Proteine: 7,46 g

Grasso: 7,5 g

Carboidrati: 22.58 g

Frittelle con Mele e Ribes Nero

Tempo di preparazione: 5 minuti

Tempo di cottura: 50 minuti

Porzioni 4

Ingredienti

- o 2 mele, tagliate a pezzettini
- o 2 tazze di avena a cottura rapida
- o 1 tazza di farina a scelta
- o 1 cucchiaino di lievito in polvere
- o 2 cucchiai di zucchero grezzo, zucchero di cocco o 2 cucchiai di miele caldo e facile da distribuire
- o 2 albumi d'uovo
- o 1 ¼ di tazza di latte o soia/riso/cocco
- o 2 cucchiai di olio extra vergine di oliva
- o Un pizzico di sale

Per il topping ai frutti di bosco:
- o 1 tazza di ribes nero, lavati
- o 3 cucchiai d'acqua
- o 2 cucchiai di zucchero

Indicazioni

Mettere gli ingredienti per il topping in una piccola pentola e portate lentamente a bollore, mescolando spesso per circa 10 minuti fino a quando non si cuoce e i succhi vengono rilasciati.

Prendere gli ingredienti secchi e mescolarli in una ciotola. Dopo, aggiungere le mele e il latte un po' alla volta, fino a quando non si forma una pastella. Sbattete con la frusta gli albumi e poi mescolarli delicatamente nella pastella per frittelle. Mettere il composto a riposare in frigorifero.

Versare un quarto dell'olio su una padella o una piastra piatta e, quando è caldo, versarvi dentro un po' di pastella a forma di frittella. Quando le frittelle iniziano ad avere i bordi dorati e a formare bolle d'aria, possono essere pronte per essere capovolte delicatamente.
Ripetere per le tre frittelle successive. Ricoprite ogni frittella con i frutti di bosco.

Nutrizione

Calorie: 470 kcal

Proteine: 11,71 g

Grasso: 16,83 g

Carboidrati: 79 g

Miso Tofu caramellato

Tempo di preparazione: 55 minuti

Tempo di cottura: 15 minuti

Dosi: 2

Ingredienti

- o 1 cucchiaino di mirin
- o 20g di pasta di miso
- o 150g di tofu sodo
- o 40g di sedano, tagliato
- o 35g cipolla rossa
- o 120g di zucchine
- o 1 peperoncino Bird's Eye
- o 1 spicchio d'aglio tritato finemente
- o 1 cucchiaino di zenzero fresco tritato finemente
- o 50g di cavolo riccio, tritato
- o 2 cucchiai di semi di sesamo
- o 35g di grano saraceno
- o 1 cucchiaino di curcuma in polvere
- o 2 cucchiai di olio extra vergine di oliva
- o 1 cucchiaino di tamari (o salsa di soia)

Indicazioni

Preriscaldare il forno a 200°C. Coprire una teglia con carta da forno.

Unire il mirin e il miso insieme. Tagliate a dadini il tofu e ricopritelo della miscela di mirin-miso in un sacchetto di plastica richiudibile. Mettere da parte per marinare.

Tritare le verdure (tranne il cavolo riccio) in diagonale per ottenere delle fette lunghe. Con una vaporiera, cuocere il cavolo a vapore per 5 minuti e metterlo da parte.

Appoggiare il tofu sulla teglia ricoperta con la carta da forno e guarnire con i semi di sesamo. Arrostire per 20 minuti, o fino a quando non sarà caramellato.

Sciacquare il grano saraceno con acqua corrente e un setaccio. Aggiungerlo in una casseruola con acqua bollente insieme alla curcuma e cuocerlo secondo le istruzioni della confezione.

Riscaldare l'olio in una padella a fuoco vivo. Aggiungere le verdure, le erbe aromatiche e le spezie e far soffriggere per 2-3 minuti. Ridurre a fuoco medio e cuocere per altri 5 minuti o fino a cottura, ma tenendole ancora croccanti.

Nutrizione

Calorie: 101 kcal

Proteine: 4,22 g

Grasso: 4,7 g

Carboidrati: 12.38 g

Cuscus Sirt di Cavolfiore e Bistecca di Tacchino

Tempo di preparazione: 45 minuti

Tempo di cottura: 10 minuti

Dosi: 2

Ingredienti

- o   150g di cavolfiore, tritato grossolanamente
- o   1 spicchio d'aglio tritato finemente
- o   40g di cipolla rossa, tritata finemente
- o   1 peperoncino Bird's Eye, tritato finemente
- o   1 cucchiaino di zenzero tritato finemente
- o   2 cucchiai di olio extra vergine di oliva
- o   2 cucchiai di curcuma macinata
- o   30g di pomodori essiccati, finemente tritati
- o   10g prezzemolo
- o   150g di bistecca di tacchino
- o   1 cucchiaino di salvia essiccata
- o   Succo di ½ limone
- o   1 cucchiaino di capperi

Indicazioni

Rompere il cavolfiore usando un robot da cucina. Mescolare fino a quando il cavolfiore ha una consistenza simile a quella della mollica di pane.

In una padella, soffriggere aglio, peperoncino, zenzero e cipolla rossa con 1 cucchiaio di olio d'oliva per 2-3 minuti. Aggiungere la curcuma e il cavolfiore, quindi cuocere per altri 1-2 minuti. Togliere dal fuoco e aggiungere i pomodori e circa la metà del prezzemolo.

Guarnire la bistecca di tacchino con salvia e condirla con olio. In una padella, a fuoco medio, far cuocere la bistecca di tacchino per 5 minuti, girando di tanto in tanto. Una volta cotta la bistecca aggiungere il succo di limone, i capperi e un pizzico d'acqua. Mescolare e servire con il couscous.

Nutrizione

Calorie: 462 kcal

Proteine: 16,81 g

Grasso: 39,86 g

Carboidrati: 9.94 g

Zuppa di Tofu e Funghi Shiitake

Tempo di preparazione: 30 minuti

Tempo di cottura: 3 minuti

Porzioni: 4

Ingredienti

- o 10g di wakame essiccato
- o 1lt di brodo vegetale
- o 200g di funghi shiitake, affettati
- o 120g di pasta di miso
- o 400g di tofu, tagliato a dadini
- o 2 cipolle verdi, tagliate e tagliate in diagonale
- o 1 peperoncino Birds Eye, tritato finemente

Indicazioni

Immergere il wakame in acqua tiepida per 10-15 minuti prima di scolarlo.
In una casseruola di medie dimensioni aggiungere il brodo vegetale e
portare ad ebollizione. Gettare i funghi e far bollire a fuoco lento per 2-3
minuti.

Mescolare la pasta di miso con 3-4 cucchiai di brodo vegetale preso dalla
casseruola, fino a quando il miso non sarà completamente sciolto.
Versare nuovamente il miso in un'altra pentola e aggiungere il tofu, il
wakame, le cipolle verdi e il peperoncino, quindi servire immediatamente.

Nutrizione

Calorie: 99 kcal

Proteine: 4,75 g

Grasso: 2,12 g

Carboidrati: 17.41 g

Tempo di preparazione: 30 minuti

Tempo di cottura: 15 minuti

Porzioni: 1

Ingredienti

- o 100g di tofu
- o 1 cucchiaino di curcuma in polvere
- o 1 cucchiaino di curry leggero in polvere
- o 20g di cavolo riccio, tagliato grossolanamente
- o 1 cucchiaino di olio extra vergine di oliva
- o 20g di cipolla rossa, tagliata sottile
- o 50g di funghi a fette sottili
- o 5 g di prezzemolo, tritato finemente

Indicazioni

Mettere 2 fogli di carta da cucina sotto e sopra il tofu, poi appoggiare un peso considerevole come una pentola sul tofu, per assicurarsi che il tofu scarichi il liquido.

A parte unire il curry in polvere, la curcuma e 1-2 cucchiai di acqua per formare una pasta.

Con una vaporiera cuocere il cavolo riccio per 3-4 minuti.

In una padella, scaldare l'olio a fuoco medio. Aggiungere il peperoncino, i funghi e la cipolla, facendo cuocere per alcuni minuti o fino a quando i funghi non saranno dorati e teneri.

Rompere il tofu a pezzettini e gettarlo nella padella. Versare la pasta di spezie preparata precedentemente e mescolare, facendo in modo che il tutto diventi omogeneo. Cuocere fino a 5 minuti, oppure fino a quando il tofu non sarà rosolato, quindi aggiungere il cavolo e far soffriggere per altri 2 minuti.

Guarnire con il prezzemolo prima di servire.

Nutrizione

Calorie: 333 kcal

Proteine: 20,49 g

Grasso: 22,89 g

Carboidrati: 18.83 g

Tempo di preparazione: 30 minuti

Tempo di cottura: 15 minuti

Porzioni: 1

Ingredienti

- o 75g di riso integrale
- o 1 pak choi
- o 60ml di brodo di pollo
- o 1 cucchiaio di olio extra vergine di oliva
- o 1 spicchio d'aglio tritato finemente
- o 50g di cipolla rossa, tritata finemente
- o ½ peperoncino Birds Eye, finemente tritato
- o 1 cucchiaino di zenzero appena grattugiato
- o 125g di gamberoni crudi sgusciati
- o 1 cucchiaio di salsa di soia
- o 1 cucchiaino cinque spezie
- o 1 cucchiaio di prezzemolo a foglia piatta appena tritato
- o Un pizzico di sale e pepe

Indicazioni

Versare dell'acqua in una pentola di medie dimensioni e portare ad ebollizione e cuocere il riso integrale per 25-30 minuti, o fino a quando non sarà cotto.

Rompere il pak choi a pezzi. Scaldate il brodo di pollo in una padella a fuoco medio e aggiungere pak choi, cuocendo fino a quando il pak choi non sarà leggermente appassito.

In un'altra padella, scaldare l'olio d'oliva a fuoco vivo. Mettere lo zenzero, il peperoncino, le cipolle rosse e l'aglio a soffriggere per 2-3 minuti.

Aggiungere i gamberi, la salsa di cinque spezie e la salsa di soia e cuocere per 6-8 minuti, o fino a quando il tutto non sarà cotto. Scolare il riso e aggiungerlo alla padella, mescolando e cuocendo per 2-3 minuti. Aggiungere il pak choi, guarnire con il prezzemolo e servire.

Nutrizione

Calorie: 403 kcal

Proteine: 16,15 g

Grasso: 15,28 g

Carboidrati: 50.87 g

Tempo di preparazione: 1 ora e 10 minuti

Tempo di cottura: 50 minuti

Porzioni: 12

Ingredienti

- o 200g di avena
- o 250g di fiocchi di grano saraceno
- o 100g di noci, tritate
- o 100g di mandorle, tritate
- o 100g di fragole essiccate
- o 1 ½ cucchiaino di zenzero macinato
- o 1 ½ cucchiaino di cannella macinata
- o 120 ml di olio d'oliva
- o 2 cucchiai di miele

Indicazioni

Preriscaldare il forno a 150C o a gas 3. 4. Rivestire una teglia con pergamena da forno.

4. Mescolare insieme noci, mandorle, fiocchi di grano saraceno e avena con zenzero e cannella. 4. In una teglia grande, scaldare l'olio d'oliva caldo e il miele, riscaldando fino a quando il miele non si è sciolto.

Versare l'olio di miele sugli altri ingredienti, mescolando per garantire un rivestimento uniforme. Separare uniformemente il granola sulla teglia foderata e arrostire per 50 minuti, o fino a doratura.

Togliere dal forno e lasciare raffreddare. Una volta raffreddati, aggiungere i frutti di bosco e conservare in un contenitore a tenuta d'aria. Mangiare secco o con latte e yogurt.

Rimane fresco fino a 1 settimana.

Nutrizione

Calorie: 178 kcal

Proteine: 6,72 g

Grasso: 10,93 g

Carboidrati: 22.08 g

Tempo di preparazione: 55 minuti

Tempo di cottura: 20 minuti

Dosi: 2

Ingredienti

- o 50g di formaggio cheddar grattugiato

- o 75g di olive, snocciolate e dimezzate

- o 8 pomodori ciliegino, tagliati a metà

- o 4 uova grandi

- o 1 cucchiaio di prezzemolo fresco tritato

- o 1 cucchiaio di basilico fresco, tritato

- o 1 cucchiaio di olio d'oliva

Indicazioni

Sbattere le uova insieme in una ciotola grande. Mettere il prezzemolo, il basilico, le olive, i pomodori e il formaggio, mescolando accuratamente.

In una piccola padella, scaldare l'olio d'oliva a fuoco vivo. Versare il composto e cuocere per 5-10 minuti.

Togliere la padella dal piano cottura e con l'aiuto di un piatto capovolgere la frittate e cuocere per altri 5 minuti, o fino a quando non sarà ben cotta. Dividere in porzioni e servire immediatamente.

Nutrizione

Calorie: 269 kcal

Proteine: 9,23 g

Grasso: 23,76 g

Carboidrati: 5.49 g

Filetto di Salmone con Scaglie di Rafano e Cavolo Riccio

Tempo di preparazione: 55 minuti

Tempo di cottura: 30 minuti

Dosi: 2

Ingredienti

- o 200g di filetto di salmone senza pelle
- o 50g di fagiolini
- o 75g cavolo riccio
- o 1 cucchiaio di olio extra vergine di oliva
- o ½ spicchio d'aglio, schiacciato
- o 50g di cipolla rossa, tritata
- o 1 cucchiaio di erba cipollina fresca, tritata
- o 1 cucchiaio di prezzemolo a foglia piatta appena tritato
- o 1 cucchiaio di crème fraiche a basso contenuto di grassi
- o 1 cucchiaio di salsa al rafano
- o Succo di ¼ di limone
- o Un pizzico di sale e pepe

Indicazioni

Preriscaldare una padella antiaderente.

Cospargere un filetto di salmone con sale e pepe. Mettere il salmone sulla padella calda e cuocere per 10-15 minuti.

Utilizzando una vaporiera, cuocere il cavolo riccio e i fagiolini per 10 minuti.

In un'altra padella, scaldare l'olio a fuoco vivo. Aggiungere l'aglio e la cipolla rossa e far soffriggere per 2-3 minuti. Buttare il cavolo e i fagiolini, quindi cuocere ancora per 1-2 minuti.

Mescolare l'erba cipollina, il prezzemolo, la crème fraiche, il rafano, il succo di limone e il salmone.

Servire il cavolo e i fagioli con il salmone condito.

Nutrizione

Calorie: 206 kcal

Proteine: 26,7 g

Grasso: 6,5 g

Carboidrati: 11.12 g

Uova Strapazzate Sirt

Tempo di preparazione: 30 minuti

Tempo di cottura: 10 minuti

Porzioni: 1

Ingredienti

- o 1 cucchiaino di olio extra vergine di oliva
- o 20g di cipolla rossa, tritata finemente
- o ½ peperoncino Birds Eye, finemente tritato
- o 3 uova medie
- o 50ml di latte
- o 1 cucchiaino di curcuma in polvere
- o 5 g di prezzemolo, tritato finemente

Indicazioni

In una padella, scaldare l'olio a fuoco vivo. Mettere la cipolla rossa e il peperoncino, friggere per 2-3 minuti.

In una ciotola grande, sbattere insieme il latte, il prezzemolo, le uova e la curcuma. Versare nella padella e scaldare a fuoco medio-basso. Cuocere per 3-5 minuti, strapazzando il composto con un cucchiaio o una spatola. Servire immediatamente.

Nutrizione

Calorie: 224 kcal

Proteine: 17,2 g

Grasso: 14,63 g

Carboidrati: 4.79 g

Cosce di Pollo con Salsa di Spinaci e Pomodoro Cremoso

Tempo di preparazione: 45 minuti

Tempo di cottura: 10 minuti

Dosi: 2

Ingredienti

o   Un cucchiaio di olio d'oliva

o   1,5 libbre di cosce di pollo, disossate, senza pelle

o   ½ cucchiaino di sale

o   ¼ cucchiaino di pepe

o   225 gr di salsa di pomodoro

o   Due spicchi d'aglio tritati

o   ½ tazza di panna da cucina

o   110 gr di spinaci

o   Quattro foglie di basilico fresco (o utilizzare ¼ di cucchiaino di basilico essiccato)

Indicazioni

In una padella scaldare l'olio d'oliva e aggiungere le cosce di pollo. Mettere il sale e il pepe. Girare le cosce per farle cuocere bene in tutti i lati. A cottura terminata togliete le cosce dalla padella e lasciatele momentaneamente da parte.

Nella stessa padella iniziare a preparare la salsa; aggiungere la salsa di pomodoro, l'aglio tritato, la panna da cucina e portare a bollore. Ora abbassare leggermente il fuoco e aggiungere gli spinaci e il basilico.

Mescolare fino a quando gli spinaci appassiscono e diminuiscono di volume. Assaggiare la salsa e se necessario aggiustare di sale e pepe. Per finire aggiungere le cosce di pollo cotte in precedenza, aumentare leggermente la fiamma e cuocete per 1-2 minuti.

Servire.

Nutrizione

Calorie: 1061 kcal

Proteine: 66,42 g

Grasso: 77,08 g

Carboidrati: 29.51 g

Tempo di preparazione: 45 minuti

Tempo di cottura: 10 minuti

Dosi: 2

Ingredienti

- o 8 once di linguine
- o 1/4 tazza di maionese
- o 1/4 di tazza di colla per stufato di fagioli
- o Due spicchi d'aglio, schiaccia
- o Gamberetti da 1/2 libbra, spogliati
- o Un cucchiaino di sale
- o 1/2 cucchiaino di pepe di cayenna
- o Un cucchiaino di aglio in polvere
- o Un cucchiaio di olio vegetale
- o Una calce, spremuta
- o 1/4 di tazza di cipolla verde, tagliata
- o 1/4 di tazza di coriandolo, tritato
- o Patatine di stufato di fagioli rossi, per abbellire

Indicazioni

Cuocere la pasta ancora un po' ferma come da linee guida della scatola. In una piccola ciotola, consolidare la maionese, la colla da stufato e l'aglio. Gara per unirsi. Mettere in un posto sicuro. In una ciotola di miscelazione, includere gamberetti, sale, cayenne e aglio in polvere. Mescolare per coprire i gamberi. Oliare in una padella pesante a fuoco medio. Includere i gamberi e cuocere per circa 2 minuti a quel punto capovolgere e cuocere per altri 2 minuti. Aggiungere la pasta e la salsa al piatto. Mood killer il calore e combinare fino a quando la pasta è coperto. Includere calce, cipolle verdi e coriandolo, e condito con pezzi di stufato di fagioli rossi.

Nutrizione

Calorie: 283 kcal

Proteine: 25,75 g

Grasso: 18,04 g

Carboidrati: 6.07 g

Pasta con Crema di Gamberi e Mozzarella

Tempo di preparazione: 45 minuti

Tempo di cottura: 10 minuti

Dosi: 2

Ingredienti

- o   2 tazze di pasta penne, cotte ancora un po' sode
- o   Due cucchiai di olio d'oliva
- o   Quattro spicchi d'aglio, tritati
- o   1 libbra di gamberetti, spogliati e sgranati
- o   Due cucchiaini di sale, divisi
- o   1/2 tazze di crema sostanziosa
- o   1 tazza di mozzarella distrutta
- o   1/2 tazza di pomodori secchi
- o   Due cucchiai di basilico spaccato
- o   1/2 cucchiaino di pepe rosso in pezzi
- o   Due cucchiaini di succo di limone
- o   Basilico spaccato, per decorare

Indicazioni

In una padella pesante a calore medio-alto, soffriggere l'aglio in olio d'oliva fino a quando non è profumato, circa 2 minuti. Includere i gamberi e cuocere circa 3 minuti su ogni lato. Condire con una grande porzione di sale, espellere dalla padella e mettere in un luogo sicuro. In una padella simile, aggiungere una crema schiacciante e scaldare fino all'ebollizione. Ridurre a stufato e includere la mozzarella, i pomodori secchi, il basilico e le patatine al pepe rosso. Stufate per 5 minuti e riducete a fuoco lento. Rimettere i gamberi nel piatto e includere la spremuta di limone e il sale. Includere la pasta cotta e il basilico e servire.

Nutrizione

Calorie: 664 kcal

Proteine: 70,86 g

Grasso: 20,94 g

Carboidrati: 51.53 g

Tempo di preparazione:

Tempo di cottura:

Dosi: 2

Ingredienti

- o   4 cucchiai di olio d'oliva
- o   1/2 tazza di funghi
- o   2 cucchiaini di sale, separati
- o   1/2 cucchiaino di pepe scuro
- o   2 cucchiai di timo
- o   2 cucchiai da tavola sparsi
- o   1/2 tazza di cipolle, tagliate a dadini
- o   2 spicchi d'aglio, tritati
- o   1 libbra di carne macinata
- o   3 cucchiai di farina generalmente utile
- o   2 cucchiaini di paprika
- o   1/2 tazze di succhi di carne
- o   1/2 tazza di crema affilata
- o   1 cucchiaino di senape di Digione
- o   Per i brindisi:
- o   1 porzione di pane francese, parti interne scavate
- o   2 tazze di mozzarella
- o   3 cucchiai di prezzemolo italiano spaccato

Indicazioni

Preriscaldare la stufa a 350 gradi, e foderare un contenitore di fogli con carta materiale. Fare lo stroganoff: In una grande griglia olandese o padella, scaldare l'olio d'oliva su calore medio. Saltare i funghi con un cucchiaino di sale e pepe scuro. Includere il timo. Cuocere i funghi fino a quando brillano, circa 4 minuti. Espellere da un piatto e mettere in un luogo sicuro. Includere margarina, cipolle e aglio nel contenitore e far saltare in padella 2 minuti. Cuocere l'hamburger macinato a fuoco medio fino a quando sarà di colore scuro, circa 4 minuti. Aggiungere la farina e la paprika per coprire uniformemente. Includere la zuppa di carne, la panna acida e la senape. Frullare interamente e includere di nuovo i funghi. Arrotondare la porzione svuotata con stroganoff e ricoprire con mozzarella cheddar. Puntate sulla piastra riscaldante preparata e preparatela per 5-10 minuti fino a quando il cheddar non sarà brillante e ammorbidito. Capovolgere con il prezzemolo, tagliare e servire subito.

Nutrizione

Calorie: 1007 kcal

Proteine: 88,04 g

Grasso: 60 g

Carboidrati: 32.06 g

Conclusione

Nel corso di questo libro, non solo hai imparato le informazioni di base necessarie per iniziare la dieta Sirtfood, ma hai anche guadagnato molto di più! Imparando a pianificare, preparare e conservare i pasti, sarete in grado di padroneggiare facilmente la dieta Sirtfood con poco sforzo quotidiano. Potrete gustare pasti deliziosi in un attimo senza dovervi sforzare dopo una lunga giornata di lavoro. Basta prepararsi un po' in anticipo per avere un frigorifero e un congelatore completamente riforniti di deliziosi pasti fatti in casa perfettamente adatti ai vostri gusti.

Il menù che vi ho fornito vi aiuterà a rimettervi in piedi. Sia che scegliate di usare il piano esattamente come l'ho progettato, di personalizzarlo, o di crearne uno vostro da zero, scoprirete che avere un piano e una guida da seguire per mangiare più sano, perdere peso e migliorare la vostra salute può essere più facile che mai.

Ci sono oltre ottanta ricette in questo libro, tutte in grado di aiutarvi in ogni fase del vostro viaggio per raggiungere il vostro obiettivo. Sia che la vostra ricetta preferita sia il Fudgy Brownies di grano saraceno, il vin brulé, le frittelle di grano saraceno senza glutine, il BBQ Tempeh Sandwiches, o il pollo con cipolle e funghi balsamici, troverete sicuramente una serie di piatti che vi piacciono molto.

Sia che iniziate a seguire alla lettera la dieta Sirt o semplicemente sperimentando e gustando i piatti di questo libro, siete sicuri di sperimentare i benefici e di innamorarvi di nuovo del cibo. Cosa state aspettando? Con un piccolo sforzo e un po' di tempo in cucina, si può andare verso il successo.

Grazie per aver letto questo libro! Spero che troviate il successo che state cercando.

Lightning Source UK Ltd.
Milton Keynes UK
UKHW021854161220
375343UK00008B/355